Mosaik
bei GOLDMANN

Buch

Christophe Giacon hat eine verlockend angenehme Methode entwickelt, mit der jeder dauerhaft schlank werden kann. Sein Programm bringt Körper und Seele in Einklang, baut psychische Belastungen ab und löst Gewichtsprobleme auf sanfte und natürliche Weise. Der Clou dieser Methode: Man muss dafür nicht hungern oder sich stundenlang im Fitnessstudio quälen – alles, was man tun muss, fast, ist schlafen! Durch nächtlichen Schlaf und gezielte Entspannungsphasen am Tag werden wichtige Hormone ausgeschüttet, die natürliche Fettverbrennung angekurbelt und das Gleichgewicht von Hunger und Sättigung wieder hergestellt. Diese Methode steht ganz im Einklang mit dem persönlichen Biorhythmus, und schon nach drei Wochen sieht man den Erfolg.

Autor

Christophe Giacon ist Physiotherapeut und Spezialist für Knochenerkrankungen. Er hat u. a. eine wegweisende Therapiemethode entwickelt, die auf der Basis von Spurenelementen und Pflanzenwirkstoffen beruht.

CHRISTOPHE GIACON

Schlank im Schlaf

**Wovon Sie schon immer
geträumt haben: ohne jede
Anstrengung abnehmen**

Aus dem Französischen
von Christine Gsänger

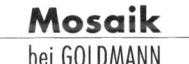

Mosaik
bei GOLDMANN

Für Thierry de P. für seine Großzügigkeit

Die hier vorgestellten Informationen sind nach bestem
Wissen und Gewissen geprüft, dennoch übernehmen Au-
toren und Verlag keinerlei Haftung für Schäden irgendeiner Art, die sich direkt oder indirekt aus dem Gebrauch
der hier vorgestellten Anwendungen ergeben. Bitte beachten Sie in jedem Fall die Grenzen der Selbstbehandlung
und nehmen Sie bei Krankheitssymptomen professionel-
le Diagnose und Therapie durch ärztliche oder naturheil-
kundliche Hilfe in Anspruch.

Umwelthinweis:
Alle bedruckten Materialien dieses Taschenbuches
sind chlorfrei und umweltschonend.

Deutsche Erstausgabe September 2001
© 2001 Wilhelm Goldmann Verlag, München,
ein Unternehmen der Verlagsgruppe Random House GmbH
© 1999 Éditions Générales First
Originaltitel: Maigrir en dormant
Originalverlag: Éditions Générales First
Umschlaggestaltung: Design Team München
unter Verwendung folgender Fotos:
Umschlag und Umschlaginnenseiten: The Stock Market
Redaktion: Renate Weinberger
Satz: Barbara Rabus, Sonthofen
Druck: GGP Media, Pößneck
Verlagsnummer: 16307
kö · Herstellung: Max Widmaier
Made in Germany
ISBN 4-442-16307-2
www.goldmann-verlag.de

1 3 5 7 9 10 8 6 4 2

Inhalt

11 Nach Wunsch abnehmen ist möglich 184

Abnehmen nach Maß 184

Die Geheimnisse Ihres Körpers 186

Die Vorzüge der Gymnastik 187

Übungen für den Bauch 191

Übungen für das Gesäß 195

Übungen für Brust und Brustkorb 198

Übungen für die Arme 200

Übungen für Oberschenkel und Hüften 202

Vorwort

Welcher Mensch mit etwas üppigeren Formen träumt nicht davon, eines Morgens mit einer Idealfigur aufzuwachen. Wirklich traumhaft! Die überzähligen Pfunde sind über Nacht wie durch Magie verschwunden! Und genau diese Zauberei will ich Ihnen vermitteln: Werden Sie schlank im Schlaf, beim Ruhen.

Meinem Verleger stand der Mund vor Staunen offen, als ich ihm mein Konzept zeigte, aber ich musste ihn trotzdem erst einmal überzeugen. Wahrscheinlich erging es Ihnen ähnlich, als Sie zum ersten Mal den Titel dieses Buches lasen.

Ich versichere es Ihnen: Wer schläft, isst, und wer schläft, nimmt ab, und wer isst, verbrennt Fett – vor allem beim Schlafen!

Ich kann mir Ihr Erstaunen gut vorstellen, und auch die Verwirrung, in die ich Sie stürze: Denn das, was ich behaupte, widerspricht allen landläufigen Meinungen und allem, was Sie über das Abnehmen gelesen und gehört haben.

Es scheint zu schön, um wahr zu sein, und doch – es funktioniert. Ich konnte das während der letzten zehn Jahre in meiner beruflichen Praxis feststellen. In dieser Zeit sind hunderte von Rat suchenden Patienten zu mir gekommen – und sowohl Rat als auch Hilfe konnte ich Ihnen geben.

Aber: Sie dürfen selbstverständlich nicht irgendetwas essen oder irgendwie schlafen – das haben Sie sicher schon erraten. Es handelt sich hier nicht um eine der Fantasiemethoden, die immer so wunderbar ohne wissenschaftliche Grundlagen auskommen. Ganz im Gegenteil, das Vorgehen, das ich auf den folgenden Seiten darlege, stützt sich auf konkrete Untersuchungsergebnisse, die ich im Lauf der Jahre bei anerkannten Spezialisten sammeln konnte – darüber hinaus auf die neuesten Forschungen zu Gehirn, Nerven- und Hormonsystem.

Dank dieser wissenschaftlichen Erkenntnisse kann ich Ihnen heute eine einfache und natürliche Methode zum Abnehmen vorstellen, die praktisch keine Mühe erfordert und Ihnen erlaubt, Ihr Wunschgewicht zu erreichen und auf Dauer zu halten.

Nun, haben Sie jetzt Lust bekommen auf das Prinzip: schlafen, um abzunehmen und essen, um Fett zu verbrennen? Finden Sie die Idee verlockend?

Kommen Sie, ich begleite Sie auf dem Weg zur Traumfigur.

Vor dem Start lesen

Diese völlig neue Methode wird Ihnen endlich die Türen zur Idealfigur und zur Fitness öffnen.

Ich schlage Ihnen eine Einstiegsphase von drei Wochen vor, damit Sie sich daran gewöhnen können.

Ihre Ungeduld kann ich mir vorstellen. Sie fragen sich gewiss: »Wie viele Kilo kann ich in welcher Zeit abnehmen?«

Das hängt ganz von Ihnen ab. Es kommt darauf an, wie Sie die Methode annehmen und wie Ihre genetische Veranlagung aussieht.

Bedenken Sie Folgendes:

- Sie möchten einige überflüssige Kilos verlieren, die Sie in kurzer Zeit zugenommen haben? Sie haben gute Chancen, dass Sie in den ersten drei Wochen einen großen Teil davon loswerden.

- Sie möchten einige hartnäckige Kilos verlieren, die Sie schon seit längerem mit sich umhertragen? Bemühen Sie sich in den ersten drei Wochen ernsthaft um meine Methode. Diese Zeit ist unbedingt erforderlich, um sie wirklich zu beherrschen. Danach wird sie Ihnen in Fleisch und Blut übergegangen sein und zu Ihrem Alltag gehören. Langsam, innerhalb einiger Monate, werden die Kilos schmelzen und nicht wieder zurückkommen.

Nach den ersten drei Wochen beherrschen Sie die Methode, sie ist Ihnen zur Gewohnheit geworden, die Ihnen endlich Idealfigur, Fitness und Wohlbefinden garantiert.

Erste Woche: Orientieren Sie sich!

Wiegen: Stellen Sie sich auf die Waage, und legen Sie das Gewicht fest, das Sie erreichen möchten.
• Wählen Sie Ihr Wunschgewicht Ihrem Körper gemäß.
• Seien Sie vernünftig: Es hat keinen Sinn, um jeden Preis gegen die Natur arbeiten zu wollen.
Siehe Kapitel 1, Seite 29ff.

Tagebuch: Ziehen Sie mithilfe eines Ernährungstagebuchs Bilanz über Ihre Ernährungsgewohnheiten.
• Seien Sie ehrlich mit sich selbst, doch ohne sich schuldig zu fühlen. Viele Menschen mit Übergewicht versichern, dass sie wenig essen, doch wenn man sie genauer befragt, erkennen sie selbst, dass sie öfter etwas knabbern, dass sie sich Aperitifs genehmigen, dass sie Frittiertes ausgesprochen gern mögen und so weiter und so fort. Das sind die vielen heimtückischen Kalorien, die im wahrsten Sinn des Wortes schwer ins Gewicht fallen.
• Nehmen Sie sich jeden Tag einige Minuten Zeit, um Ihr Ernährungstagebuch zu führen. Es ist unentbehrlich, damit Sie sich besser kennen lernen und den Neigungen, die zur Gewichtszunahme führen, entgegensteuern können.
Siehe Kapitel 2, Seite 49ff.

Signale: Entdecken Sie den Mechanismus von Hunger und Sättigung. Er zeigt Ihnen, wie Ihr Organismus funktioniert, sodass Sie dessen Reaktionen besser verstehen.
Siehe Kapitel 3, Seite 64f.

Biorhythmus: Finden Sie Ihren persönlichen Biorhythmus mithilfe des entsprechenden Kalenders.

- Hören Sie auf Ihren Körper und seine Forderungen, dann leben Sie in Übereinstimmung mit ihm.

Siehe Kapitel 4, Seite 79ff.

Des Rätsels Lösung: Entdecken Sie die Geheimnisse der Methode. Einfach und natürlich, wie sie ist, wird sie Ihnen Fitness und Schlankheit bringen.

Siehe Kapitel 5, Seite 90ff.

Alpha-Rhythmus: Lernen Sie, sich in den Alpha-Rhythmus zu versetzen. Sie werden sofort spüren, wie gut Ihnen das tut.

Siehe Kapitel 6, Seite 98ff.

Zweite Woche: Lernen Sie schlafen!

Seit einer Woche sind Sie sich Ihres Körpers bewusster geworden. Diese einfache Änderung in der Einstellung reicht schon aus, um auch Ihre Einstellung der Ernährung gegenüber zu ändern.

Bilanz: Ziehen Sie ein erstes Mal Bilanz:
- Wiegen Sie sich.
- Nehmen Sie sich Ihr Ernährungstagebuch und Ihren Biorhythmuskalender vor, um Ihre Zeiten zu prüfen und die Alpha-Pausen entsprechend einzupassen.

Siehe Kapitel 7, Seite 110ff.

Schlafregelung: Lernen Sie, Ihren Fitness-Schlaf zu regeln. Dies ist ein neuer Lernschritt, der nötig ist, denn ohne einen erholsamen Schlaf gibt es kein Wohlbefinden.

Siehe Kapitel 8, Seite 121ff.

Dritte Woche: Hören Sie auf Ihren Körper!

Bilanz: Ziehen Sie ein zweites Mal Bilanz:
- Wiegen Sie sich.
- Lesen Sie Ihr Ernährungstagebuch und Ihren Biorhythmus-kalender erneut.

Schlussfolgerungen: Ziehen Sie aus Ihrer Bilanz die Schlüsse, die sich aufdrängen:
- Haben Sie Ihre Ernährungsfehler entdeckt?
- Haben Sie den Ursprung und die Zeiten Ihrer Erschöpfungs-momente und Ihrer Stresssituationen bemerkt?
- Gelingt es Ihnen, besser zu schlafen?

Anpassen: Legen Sie sich die Methode für Ihre Verhaltenswei-sen zurecht.
- Passen Sie die Alpha-Pausen den Momenten an, in denen Ihr Nervensystem sie braucht.
- Programmieren Sie Ihren Schlaf nach Ihrer biologischen Uhr.

Rat und Hilfe

Um Ihr Schlankheitsprogramm zu verbessern und Ihnen das tägliche Leben zu erleichtern, biete ich Ihnen in diesem Buch an:

Diätratschläge: Die Vorschläge dienen dazu, dass Sie Fett ver-brennen und gleichzeitig besser essen. Außerdem gebe ich Ih-nen Formeln an die Hand, mit denen Sie Ihre tägliche Kalo-rienmenge berechnen können.
Siehe Kapitel 9, Seite 149ff.

Speiseplan: Ich habe einen Menüplan für drei Wochen aufgestellt, der auch Ihre Familie und Freunde zufrieden stellen wird, damit Sie ohne Kopfzerbrechen und zügig Ihre Einkäufe erledigen können.
Siehe Kapitel 10, Seite 176ff.

Körpertraining: Die sehr kurzen, sehr einfachen Gymnastikübungen können Sie zu Hause machen oder, um keine Zeit zu verlieren, im Büro (tatsächlich!), auf der Straße, im Autobus oder wo auch immer.
Siehe Kapitel 11, Seite 184ff.

Für Sie persönlich: Damit Sie im Alltag Ihr »Programm« verfolgen können, finden Sie einen Vorschlag für Ihr persönliches Tagebuch. Darin lässt sich Ihr tägliches Schlankheitsprogramm ganz einfach dokumentieren.
Siehe Kapitel 12, Seite 212ff.

Einführung: Ihr Problem liegt nicht nur in der Ernährung

Sie möchten abnehmen oder Ihre Figur behalten? Durch Zeitschriften und Bücher wissen Sie wahrscheinlich über gesunde Ernährung recht gut Bescheid. Sie wissen, was Ihnen gut tut, welche Nahrungsmittel beim Abnehmen helfen und welche Sie dick machen. Sie sind in der Lage, ohne die Hilfe eines Spezialisten eine Diät durchzuführen. Aber mit der Frustration, die dabei entsteht, werden Sie nicht fertig: Ihr Leben ist nicht ausgeglichen genug, das Glück scheint Ihnen manchmal aus dem Weg zu gehen. Auf der Waage Ihres Alltags legen Sie das Gewicht häufiger auf die Waagschale der Befriedigungen und nicht auf die der Zwänge. Das heißt, Sie kommen an der Auslage einer Bäckerei vorbei und sehen dort die herrlichsten Croissants und goldbraunen Nusshörnchen aufgereiht. Ein köstlicher süßer Duft steigt Ihnen in die Nase und – Sie werden schwach.

Wir sind in unserer Zeit offenbar gleichzeitig Zeugen und Opfer eines paradoxen Phänomens: Obwohl wir besser denn je über die Regeln der Ernährung Bescheid wissen, steigt die Zahl der Übergewichtigen. Die Amerikaner sind ein gutes Beispiel dafür: Seit Jahrzehnten senken sie in ihren Ernährungsempfehlungen die Menge der täglichen Kalorienzufuhr und trotzdem nehmen die Menschen – im Durchschnitt gesehen – Jahr für Jahr ein wenig mehr zu. Warum? Wie erklärt man sich dieses Paradoxon?

Hängen Gewichtsabnahme und Ernährung wirklich nicht enger zusammen?

Sollte alles, was bisher zu diesem Thema gesagt wurde, falsch gewesen sein?

Sind Diäten vielleicht etwas total Überholtes?

Der neue Blickwinkel

Ich schlage Ihnen vor, diese Fragen aus einem neuen Blickwinkel zu betrachten. Als Physiotherapeut und Osteopath befasse ich mich vor allem mit den Problemen des Körpers. Ich wende eine bestimmte Grifftherapie an, Gymnastik, Atemtechnik, dazu eine Behandlung mit Pflanzen und Spurenelementen. Um in meiner beruflichen Tätigkeit jede Person in ihrer Ganzheit zu verstehen, verwende ich besondere Sorgfalt auf die Klärung des Gleichgewichts im Leben des Patienten. Darunter verstehe ich:

- Gleichgewicht der Ernährung
- Gleichgewicht der Psyche
- Gleichgewicht des Schlafs

Unter diesen Aspekten beschäftige ich mich mit der Verringerung der physiologischen Störungen, dazu gehören Müdigkeit, Stress, Krampfneigung, Schlaflosigkeit, Rückenschmerzen, Venenbeschwerden, Verdauungsprobleme oder depressive Zustände.

Ich helfe einer Vielzahl von Menschen, die in meine Praxis kommen und eine wirksame Methode suchen, um ihre physiologischen Störungen – eine Folge des Ungleichgewichts in ihrem Organismus – zu lindern. Am Beginn meiner beruflichen Laufbahn dachte ich jedoch nicht im Entferntesten daran, dass man eines Tages zu mir kommen würde, um abzunehmen. Dieser Bereich blieb lange Ernährungsberatungen im klinischen Bereich vorbehalten und wurde nur selten auch in Privatpraxen behandelt. Doch es gab (und gibt) viele Menschen, die durch wiederholte Diäten, die auf Dauer keinen Erfolg hatten, sich enttäuscht, verärgert und entmutigt mit ihrem Los abfanden. Aber immer mit der heimlichen Hoffnung, es könnte doch noch ...

Das Geheimnis des Abnehmens hat sich mir offenbart, als ich den größten Wert auf die Behandlung der physiologischen Probleme, auf die »Lebenshygiene«, legte und die Ernährung in dieses große Ganze einschloss.

So habe ich im Lauf meiner Erfahrung mit Sicherheit Folgendes festgestellt:

- Ihr Problem liegt nicht nur in der Ernährung.
- Sie können durchaus entschlüsseln, was bei Ihnen nicht richtig läuft.
- Sie können mit etwas gesundem Menschenverstand und Nachdenken Mittel finden, um auf Schieflaufendes in Ihrem Leben zu reagieren. Sie dürfen sich nur nicht beeinflussen lassen, weil das, was man Ihnen erzählt, Sie in den meisten Fällen vom richtigen Weg abbringt.

Célines erster Anlauf zum Abnehmen

Die Geschichte von Céline M. bringt Sie sicher zu den gleichen Schlussfolgerungen wie mich:

An einem Frühlingstag machte Céline telefonisch einen Termin mit mir aus. »Es ist dringend, denn ich habe Rückenschmerzen und fühle mich gar nicht in Form«, erklärte sie. Als sie in meiner Praxis erschien, waren ihre Rückenschmerzen fast verflogen; sie spürte lediglich leichte Verspannungen, die ich mit einer entspannenden Massage behandeln sollte. Doch bevor sie sich auf dem Behandlungstisch ausstreckte, saß Céline eine ganze Weile mir gegenüber. Sie erzählte von

ihrem Leben, fragte mich einiges, scherzte und suchte offensichtlich menschlichen Kontakt und Trost.

Einige Tage später kam sie wieder. Dieses Mal dauerte unsere Unterhaltung die komplette Behandlungszeit. Sie vertraute mir an: »Ich bin unvernünftig. Ich gehe fast jeden Abend
aus, gehe spät zu Bett, schlafe wenig und komme am Morgen
nicht aus den Federn. Ich esse, was immer ich erwischen kann,
und allzu oft trinke ich mit meinen Freunden Alkohol. Mit 28
Jahren führe ich immer noch das Leben einer Studentin. Aber
was wollen Sie! Wenn man unverheiratet ist ...«

»Sie haben kein stabiles Liebesleben?«, fragte ich sie.

»Nein, mein Freund lebt sehr weit von hier. Wir sehen uns
nur äußerst selten. Ich klammere mich aber an diese Geschichte, weil ich Angst habe, wieder allein zu sein. Aber im
Grund bin ich mit meinem privaten und beruflichen Leben
unzufrieden. Ich mag mich nicht, und ich bin manchmal sehr
gereizt. Der Zeiger meiner Waage zeigt mindestens sieben Kilo zu viel an, weil ich mich zum Trost auf das Essen stürze.«

»Haben Sie schon versucht, Ihre Ernährung regelmäßiger zu
gestalten?«

»Ja. Ich habe mit mehreren Ernährungsberatern gesprochen.
Ich weiß genau, was ich essen sollte, ich weiß, was gut für
mich ist, und ich weiß, was mich dick macht. Doch es kostet
mich zu viel Mühe. Ich fühle mich in meinem Leben nicht
ausgeglichen genug, um das durchzuhalten. Und wenn ich
glücklich bin, kann ich essen, was ich will, und ich halte
trotzdem mein Idealgewicht.«

Da ich Célines Leben nicht ändern konnte, beschloss ich,
sie davon zu überzeugen, Ausgewogenheit in ihre Ernährung
zu bringen. Wir machten also einen weiteren Termin aus. Ich
wollte diesen Termin ausschließlich therapeutischen Zwe-
cken widmen, denn ich hatte ein schlechtes Gewissen, wenn

wir einander wie alte Freunde gegenübersaßen und uns unterhielten.

Ich kündigte ihr daher an, mit ihr an einem exakten Ernährungsprogramm zu arbeiten. Célines Reaktion ließ nicht auf sich warten: Sie hörte mir nur aus Höflichkeit zu, und ich spürte, dass ich sie langweilte. Mein Programm kannte sie bereits. Sie hatte in Zeitschriften und Büchern alles gelesen, was dort über das Abnehmen zu finden war. Als ich ihr riet, früh zu Bett zu gehen, Sport zu treiben, ihre Lebensweise zu ändern, bemerkte ich, dass sie mir überhaupt nicht mehr zuhörte. Sie saß mit gesenktem Blick da, weil sie aus Erfahrung wusste, dass all diese guten Ratschläge nichts bewirken würden.

Zum Abschluss unserer Sitzung bat ich sie, alles, was sie aß, in ein Heft zu notieren, damit wir beim nächsten Mal einen konkreten Ansatz hätten.

Bei unserem nächsten Termin erklärte sie mir, sie hätte keine Zeit gefunden, um meinem Wunsch zu entsprechen. An jenem Tag bat sie mich nur um eine entspannende Massage und um einige Atemübungen:

»Sind Sie sicher, dass das jetzt wichtig ist?«, fragte ich sie.

»Ja, denn ich bin erschöpft, habe alles satt und fühle mich unfähig, auch nur die kleinste Anstrengung zu unternehmen. Ich brauche einfach nur ein wenig Entspannung.«

Während der Massage schlief Céline dank der entspannenden ätherischen Öle, die ich verwendete, ein. Am Ende der Sitzung lächelte sie mich an, sie schien ruhig und hatte nicht mehr das Bedürfnis zu reden und mir ihre Sorgen anzuvertrauen.

Eine Woche später sah ich sie wieder. Sie hatte gute Laune, verkündete mir, dass sie zwei Kilo abgenommen hatte und voller Begeisterung ihren Urlaub im nächsten Monat vorbereitete. Dies schien mir eine gute Gelegenheit zu sein, wieder von einem Ernährungsprogramm zu sprechen, um die vorliegenden Ergebnisse zu verbessern. Doch ich redete gegen den Wind, und Céline verschwand und ließ erst einmal lange nichts mehr von sich hören.

Leicht beunruhigt fragte ich mich: Was erwartete sie wirklich von den Besuchen bei mir? Welchen Vorteil versprach sie sich davon?

Einige Monate später rief sie wieder an und machte einen neuen Termin aus. Sie kam und erzählte: »Ich fühlte mich während meiner ganzen Urlaubszeit ausgezeichnet in Form. Weitere fünf Kilo habe ich abgenommen, und ich habe mich verliebt. Außerdem habe ich begonnen, Sport zu treiben. Leider hat dieser Zustand nicht angedauert. Mein neuer Freund hat sich schon wieder von mir getrennt. Ich werde bald meine Stelle aufgeben, weil ich sie nicht länger aushalte, und ich fühle mich schrecklich müde und gestresst. Ich führe wieder ein unregelmäßiges Leben, und die abgenommenen Pfunde sind natürlich wieder voll da. Ich glaube, ich brauche Sie, um mir zu helfen, meine Nerven zu beruhigen.«

Wir sprachen also wieder während der ganzen Sitzung wie alte Freunde über ihre Probleme und ihr Unglück, ohne von einer Diät oder einem Ernährungsprogramm zu reden, das sie einhalten sollte.

Céline schaffte es

Céline hatte mir alle Elemente an die Hand gegeben, um ihr zu helfen. Sie kannte die richtigen Ernährungsregeln ebenso wie die richtige Lebensweise. Doch sie fühlte sich unfähig, damit zurechtzukommen, und sie war sich im Unterbewusstsein klar, dass ihr ängstlicher, frustrierter, müder Organismus aus allen diesen Bemühungen keine Vorteile ziehen würde. Sie hatte sich daher von ihrem Instinkt leiten lassen, um ein

Mittel zur Lösung ihrer wirklichen Probleme zu finden. Deshalb hatte sie sich an mich gewandt. Einerseits hatte sie die Wärme gesucht, die sie durch meine Hände beim Massieren spürte, um die Verspannungen in ihrem Körper zu lösen. Andererseits brauchte sie jemanden, mit dem sie sprechen konnte, um das Verlangen zu erfüllen, verstanden und geliebt zu werden.

Es genügte mir, ihren Hilferuf zu hören, um zu verstehen, was sie benötigte. Ich überließ ihr die Führung der Sitzungen, um:

- ihr zu helfen, ihr Nervensystem wieder ins Gleichgewicht zu bringen;
- ihr die Möglichkeit zu geben, wie ein Baby zu schlafen;
- ihr zu ermöglichen, ohne Mühe abzunehmen.

Haben Sie verstanden, worum es bei Céline ging? Sicherlich! Wenn Sie die Botschaften Ihres Körpers verstehen, haben Sie den Hebel in der Hand, um beim Abnehmen anzusetzen. Ich erkläre Ihnen im Folgenden die physiologischen Mechanismen etwas ausführlicher und zeige Ihnen, wie Sie damit zurechtkommen.

Céline hat übrigens die sieben störenden Kilogramm abgenommen und nie wieder zugenommen.

Sie haben 10, 15, 20, 50 Kilo zu viel?

Die Anzahl der Kilogramm spielt überhaupt keine Rolle. Der Prozess des Abnehmens bleibt der Gleiche, es sei denn, bei Ihnen liegt ein medizinisches Problem vor. Diese Erfahrung konnte ich mit vielen Patienten machen, die ihr Idealgewicht wiedererlangt haben.

Sie glauben, dass die Ernährung der Schlüssel zum Abnehmen ist? Sie täuschen sich. Vergeuden Sie Ihre Zeit nicht mehr damit, die Ernährung in den Mittelpunkt Ihrer Überlegungen zu stellen. Das Problem liegt auf einer anderen Ebene.

Nutzen Sie meine Methode, sie bringt Ihnen folgende Vorteile:

- Sie lernen den wahren Ursprung Ihrer überschüssigen Pfunde kennen.
- Sie lernen, ihr Essverhalten zu analysieren und die Gründe dafür zu verstehen.
- Sie entdecken das Geheimnis der Schlankheit aufgrund des Biorhythmus.
- Sie nehmen mithilfe des Schlafes ab.
- Sie verbrennen das Fett, indem Sie besser essen.

»Durch Irrtum kommt man zu Ergebnissen«, sagte mein Professor André Krust. Sicher, Sie sind nicht grundsätzlich gescheitert, doch Ihre verschiedenen Abnehmversuche waren auf Dauer nicht von Erfolg gekrönt. Denken Sie an den Satz meines Lehrers, das wird Ihnen die Kraft zum Durchhalten verleihen.

Folgen Sie mir auf der großen Reise zur Schlankheit, auf der Entdeckungsreise zu Ihrem Idealgewicht, auf den Wegen des Wohlbefindens und der vollen Gesundheit.

Bauen wir ein Vertrauensverhältnis auf. Meine Methode ist klar, wirksam und leicht durchzuführen – ich gebe Ihnen mein Wort darauf.

Vergessen Sie den Reigen der geschmolzenen und wieder auftauchenden Kilos. Vergessen Sie alle Diäten, die keine Ergebnisse bringen.

Folgen Sie diesem Buch: Es lässt Sie Ihre Traumfigur erreichen – im Schlaf.

1 Diäten sind überholt

»Eine Dìat mit fettarmen Nahrungsmitteln erleich-
tert die Verringerung der Kalorienmenge, doch sie
lässt keinesfalls Kilos wie durch Zauberei verschwin-
den ... Langfristig ist keine vorteilhafte Wirkung festzustellen ... Der Schwerpunkt muss daher auf dem
Hunger- und Sättigungsgefühl sowie auf der Ausgewogenheit der drei wichtigsten Nährstoffgruppen – den
Proteinen, Kohlenhydraten und Fetten – liegen.«
Bernard Messing, Autor wissenschaftlicher Ernäh-
rungsratgeber, 1998

Sie möchten abnehmen. Sie sagen, Sie haben einige Kilos zu
viel. Aber bevor Sie eine Diät beginnen, irgendeiner Methode
folgen, ist es wichtig, dass Sie wissen, weshalb Sie abnehmen
möchten. Lassen Sie uns gemeinsam nach dem Grund for-
schen.

Haben Sie es wirklich nötig, abzunehmen?

Sind Sie sicher, dass Sie gute Gründe haben? Sind Sie nicht
einfach ein Opfer der Mode, der aktuellen ästhetischen Vorstellungen, die schon morgen wieder anders sein können? Vor
noch nicht allzu langer Zeit waren leicht rundliche Formen in
Mode. Die Maler Gustave Courbet und Auguste Renoir feier-
ten in ihren Bildern die Schönheit üppiger Frauen. Heute
»muss man« den gertenschlanken Mannequins ähneln, die
von den Top-Couturiers angezogen werden. Als Schönheits-

ideale präsentiert man uns die »magersüchtigen« Models der Haute-Couture-Modenschauen, und man bevorzugt demzufolge einen androgynen (knabenhaften) Stil.

Was wird aus der Weiblichkeit, den weiblichen Formen? Wie drückt sich das Männliche aus? Und Sie, was wollen Sie?

Vergessen Sie vor allem die Gussform, in die Sie wahrscheinlich sowieso nicht hineinpassen! Schützen Sie sich, und halten Sie Abstand von dem ganzen modische Getue. Seien Sie nicht das Opfer der Ideen der anderen.

Jeder hat sein individuelles Idealgewicht, sowohl aus gesundheitlicher als auch aus ästhetischer Sicht. Es ist abhängig vom Körperbau, der Dichte des Körpergewebes und der Art, wie die chemischen Reaktionen im Organismus ablaufen.

Sie möchten die Figur eines gertenschlanken Topmodels kopieren, obwohl Ihr Körperbau ganz anders ist? Sie träumen davon, lang und schlank zu sein, obwohl Ihr Knochenbau eher breit angelegt ist?

Als Bewegungstherapeut empfehle ich Ihnen, nicht gegen Ihre Natur zu kämpfen. Dazu müssten Sie sehr viel Energie aufbringen, und es ginge auf Kosten Ihrer Gesundheit, Ihres Mutes und sogar Ihrer sozialen Bindungen.

Fallbeispiel: Jean-Paul B., Ernährungsberater, beschreibt einen Patienten, einen starken Esser, der deutliches Übergewicht hatte. Der Mann nahm 15 Kilogramm ab. Er war natürlich zufrieden, wirkte aber nicht wirklich froh. Er ist sogar ein wenig enttäuscht und gesteht schließlich, dass sich die Beziehungen zu seiner Umgebung verändert haben: »Ich bin nicht mehr der gutmütige Dicke, der Teddybär.« Auf die anderen wirkte seine Beleibtheit gemütlich und sympathisch, ja Vertrauen erweckend. Mit seiner Taillenweite hatte sich auch sein Image verändert. Der Mann musste sich regelrecht an eine andere Rolle gewöhnen.

Was ist Ihr Idealgewicht?

Ich rate Ihnen, sich nicht gegen Ihre Natur aufzulehnen, sondern das Gewicht zu suchen (oder wiederzufinden), das eigentlich richtig für Sie ist: Ihr ganz persönliches Idealgewicht. Wie können Sie es erkennen?

Ganz einfach: Es ist die Zahl, die Ihre Waage angibt, wenn Sie sich gut in Form fühlen und in Ihrem Leben alles glatt geht, ein Gewicht, das wirklich erreichbar ist und Ihnen eine Figur gibt, mit der sie sich physisch und psychisch wohl fühlen, das Gewicht, das Ihnen erlaubt, Kleider zu tragen, die Sie vorteilhaft zur Geltung bringen.

In der Regel liegt dieses Gewicht innerhalb eines Ihnen gemäßen Bereichs, der mithilfe des Body-Mass-Indexes definiert wird. Der BMI wurde anfangs nur von Ernährungswissenschaftlern angewendet, um das Idealgewicht ihrer Patienten herauszufinden. Heute ist er allgemein bekannt.

So funktioniert die Bestimmung Ihres Idealgewichts

Wiegen Sie sich morgens nüchtern, und stellen Sie die folgende Rechnung auf:

$$BMI = \frac{\text{Körpergewicht (in kg)}}{\text{Körpergröße x Körpergröße (in m)}}$$

Beispiel: Sie sind 1,69 m groß und wiegen 68 kg.

$$BMI = \frac{68}{1,69 \times 1,69} = 23,80$$

Normale Body-Mass-Index-Werte:
- bei Frauen: 19 bis 24
- bei Männern: 20 bis 25

Ab dem 35. Lebensjahr gibt man in Zehn-Jahres-Schritten je einen Punkt hinzu, um den Index, der dem Alter entspricht, zu finden.

Und so ist der BMI zu interpretieren

- Liegt Ihr BMI-Wert über 24 (bis 30), haben Sie Übergewicht.
- Zwischen 30 und 40: Es liegt Adipositas (Fettleibigkeit oder Fettsucht) vor.
- Über 40: Es liegt eine schwerwiegende Adipositas vor, die ernsthafte Auswirkungen auf die Gesundheit haben kann.

Der Body-Mass-Index zeigt Ihnen die Grenzen, innerhalb derer Sie sich körperlich bei bester Gesundheit befinden. Doch das heißt nicht, dass es jenseits der Grenzen keine Gesundheit gibt. Sie können ein physisches und psychisches Gleichgewicht oberhalb der richtigen Body-Mass-Werte finden: Das hängt von Ihrer Veranlagung ab.

Aus meiner beruflichen Erfahrung weiß ich, dass sehr viele Menschen glauben, Sie hätten Übergewicht, obwohl Sie sich in den Normalwerten oder nur ganz leicht darüber bewegen. Für diese Personen gibt es keinen medizinischen Grund, um abzunehmen.

Und dennoch sind Sie mit Ihrer Figur nicht zufrieden, und Sie fühlen sich nicht in bester Form:

- Ihr Bauch stört sie.
- Ihr Gesäß hängt schlaff herab.
- Ihre »Reithosen« sind unästhetisch.
- Sie haben Angst vor den Blicken der anderen.
- Die Mode ist gnadenlos: Das Kleid, das Ihnen so gut gefällt, gibt es nicht in 44 und schon gar nicht in Größe 46, und es ist fast unmöglich, eine einigermaßen elegante Hose in solchen Größen zu finden!

Einverstanden, damit Sie sich wohl fühlen, sollen Sie Ihren Willen haben: Nehmen Sie ab!

Lassen Sie sich nicht von Ihrer Waage terrorisieren!

Sie steigen auf die Waage, nachdem Sie Ihre Schuhe, Ihren Gürtel, Ihren Schmuck und sogar Ihre Brille abgenommen haben, und Sie sehen ängstlich auf die Gewichtsanzeige oder spitzen (bei »sprechenden« Waagen) die Ohren, um das Urteil zu erfahren.

Optimistische Version: Uff! Welche Erleichterung! Sie haben in vier Tagen 500 Gramm abgenommen. Ihre Mühe ist belohnt worden.

Pessimistische Version: Oje! Sie haben 500 Gramm zugenommen, trotz aller Entbehrungen, die Ihnen eine Menge Frust beschert haben. Welche Ungerechtigkeit! Ihr Mut sinkt.

Ein guter Rat: Vergessen Sie Ihre Waage. Die Beobachtung der Kilos ist ein falscher Ansatz. Weshalb? Das Idealgewicht unterscheidet sich von einem Menschen zum anderen, wie Sie wissen, aber es schwankt auch bei ein und derselben Person um 2 bis 5 Kilogramm:
- im Verlauf des Tages, je nach Mahlzeiten, Tätigkeit, Ruhezeiten, Temperatur,
- im Verlauf des Monats, bei Frauen nach dem weiblichen Zyklus,
- im Verlauf des Jahres, je nach Jahreszeit und Klima.

Diese Information stammt aus neuen Forschungen. Sie sollten Sie gut im Gedächtnis behalten, denn diese Gewichtsschwankungen sind normal und ändern nichts an Ihrer Figur.

Fallbeispiel: Christine D. erzählt: »Ich hatte beschlossen zum Arzt zu gehen, weil ich 66 Kilogramm wog. Ich hatte mir als Ziel gesetzt, auf 62 Kilogramm abzunehmen. Ich wollte wieder Kleidergröße 38 tragen anstatt 40. Ich hatte in der Vergangenheit bemerkt, dass diese Größe meiner physischen und psychischen Form entsprach. Innerhalb von drei Wochen hatte ich die gewünschte Größe erreicht, um sie dann auch zu halten. Seitdem staune ich immer wieder, wie mein Gewicht im Jahreslauf schwankt: 60 Kilogramm im Sommer, 62 Kilogramm im Herbst, 64 Kilogramm im Winter und 62 Kilogramm im Frühling, das ist ein Unterschied von sage und schreibe 4 Kilogramm zwischen den beiden Extremen. Und dabei ändert sich die Kleidergröße nicht.«

Es ist auch möglich, dass Ihr Gewicht im Großen und Ganzen gleich bleibt, obwohl Sie eine Kleidergröße kleiner brauchen! Das ist der Fall, wenn Sie Fett verbrennen und
- Muskelmasse aufbauen,
- durch Hormonschwankungen mehr Wasser im Organismus speichern.

Diese Phänomene treten beim Abnehmen sehr häufig auf.

MERKE!
- **Man muss nicht immer abnehmen, um schlanker zu werden.**
- **Nehmen Sie sich keine bestimmte Anzahl Kilos vor, die Sie abnehmen wollen, denn Ihr Idealgewicht bewegt sich in einem Spielraum und unterliegt manchmal beträchtlichen Schwankungen.**
- **Bestimmen Sie eher Ihre ideale Kleidergröße, bei der Ihr Selbstwertgefühl wächst und Sie sich wohl fühlen.**

Wie viele Diäten haben Sie schon ausprobiert?

Wer an Schlankheit denkt, denkt auch an Diät. Wenn Sie abnehmen möchten, ist es ganz gewiss Ihre erste Idee, mit einer Diät zu beginnen. Sie denken, die Ernährung stehe immer im Mittelpunkt des Problems, und Sie könnten mit ein bisschen Willenskraft alles ändern. Und Sie nehmen sich vor, ein wenig mit Körpertraining zu beginnen. Und schließlich lenken Sie Ihre Schritte zu den Schlankheitszentren, die Massagen und Peelings anbieten, um Ihre Figur zu modellieren.

Und doch lassen die negativen Ergebnisse nicht auf sich warten. Ihr Kampfgeist nimmt nach einigen Süßigkeiten, denen Sie einfach nicht widerstehen konnten, rapide ab. Der Mangel an Willenskraft, an dem Müdigkeit, unerfreuliche Empfindungen, eine zu große Anzahl an Zwängen in Ihrem Leben, Langeweile und Einerlei in Ihrem Alltag schuld sind, verursacht Schuldgefühle. Ihren Körper mochten Sie nicht so richtig. Jetzt ist es Ihr Verhalten, das Ihnen nicht gefällt.

»Dickmacher«: Eine Diät ist der beste Weg zum Zunehmen! Meine Feststellung erstaunt Sie? Sie runzeln die Stirn über diese Behauptung, die Ihnen nicht sehr seriös erscheint? Und doch, ziehen Sie Bilanz. Wo stehen Sie heute nach einer Diät oder gar mehreren Diäten? Haben Sie nennenswert abgenommen? Haben Sie Ihr Idealgewicht gehalten, oder nehmen Sie jetzt erst recht zu – noch leichter als vorher? Ich kenne Ihre Antwort schon. Ich habe Sie dutzende von Malen gehört.

Achtung: Ich behaupte nicht, dass eine vernünftige Ernährung Ihnen nicht beim Abnehmen hilft, ganz im Gegenteil, sie ist dabei unentbehrlich, aber sie reicht nicht aus.

35

Der Grund für den Jojo-Effekt

Sie haben es wahrscheinlich schon am eigenen Leib gespürt: keine Diät funktioniert. Oder besser gesagt, sie funktionieren alle – aber nur am Anfang. In der ersten Zeit der Nahrungseinschränkung gelingt es Ihnen meist, sichtbar abzunehmen – ganz gleich, welcher Methode Sie folgen. Doch um Erfolg zu haben, gilt es durchzuhalten, und das ist nicht immer selbstverständlich. Das wissen Sie sicherlich nur zu gut.

Aber: Wenn man nach einer Diät beginnt, wieder normal zu essen, nehmen 75 Prozent der Betroffenen (manche Spezialisten sagen sogar 95 Prozent) die verlorenen Kilos rasch wieder zu.

Zu sehen, wie all Ihre Bemühungen und Hoffnungen sich in Luft auflösen, ist noch nichts im Vergleich mit dem, was Sie erwartet: Sie werden schnell feststellen, dass Sie noch leichter zunehmen als vorher! Den wenigsten Menschen gelingt es, ihr Idealgewicht dauerhaft zu halten.

Alle Diäten wirken am Anfang, weil die Umstellung der Ernährungsgewohnheiten ausreicht, um abzunehmen. Ärzte und Ernährungswissenschaftler haben das oft genug festgestellt.

Der Körper nimmt sich, was er braucht

Die erste Zeit einer Diät entspricht immer einer Periode geringerer Nahrungsaufnahme. Nach einigen Diättagen schaltet Ihr Organismus unweigerlich herunter. Vergleichbares lässt sich bei Tieren beobachten, die einen Winterschlaf halten: Diese Tiere schlafen den ganzen Winter über, ohne Nahrung zu sich zu nehmen, und überleben dank der Fettreserven, die ihr Organismus in den warmen, nahrungsreichen Jahreszeiten angelegt hat. Wenn sie im Frühling wieder aufwachen, sind sie sehr mager, weil sie alles Fett verbrannt haben. Dann nehmen sie ihre normale Ernährung wieder auf und haben bald wieder ihr Normalgewicht.

Genau das Gleiche passiert bei Ihnen. Wenn die erste Diätzeit erst einmal vorbei ist und Sie aus Ihrem Ernährungs-»Winterschlaf« erwachen, nehmen Sie Ihre alten Essgewohnheiten wieder auf und beginnen, Kalorien zu sich zu nehmen. Sie haben sicherlich einige Kilo weniger, doch Ihr Organismus beeilt sich, die Reserven wieder aufzufüllen, und er tut dies noch wirkungsvoller als vor der Diät.

Warum? Weil er registriert hat, dass er möglicherweise Zeiten geringer Nahrungszufuhr überstehen muss – und darauf stellt er sich perfekt ein. Nehmen wir erneut einen Vergleich mit der Tierwelt: Der Bär legt vor dem Winterschlaf gewaltig an Gewicht zu, denn sein Organismus stellt sich auf eine längere Hungerperiode ein.

Je häufiger sich der Vorgang wiederholt, desto aktiver wird der Mechanismus, Fett zu speichern, weil der Körper sich mit dem nötigen Training immer besser dem Hin und Her anpasst. Sie verstehen also, weshalb Sie immer mehr zunehmen, je mehr Diäten Sie machen.

Raus aus dem Teufelskreis

Abnehmen geht in drei Phasen vor sich:

- Eine Phase, in der viel Gewicht verloren wird und in der es an die »raschen Kilos« herangeht.
- Eine Phase, in der langsam Gewicht verloren wird und in der es an die »hartnäckigen Kilos« herangeht.
- Eine Phase nach der Diät.

Am Ende einer Diät bieten sich Ihnen zwei Alternativen:

- Sie nehmen Ihre schlechten Essgewohnheiten der Vergangenheit wieder auf und, da die gleichen Ursachen die glei-

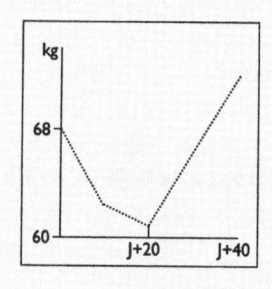

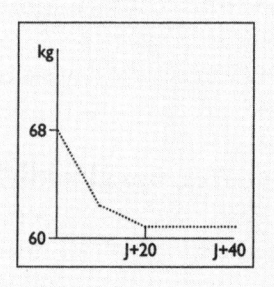

Abbildung 1:   *Abbildung 2:*
Jojo-Effekt   Dauerhafte Gewichtsabnahme

chen Wirkungen haben, nehmen Sie rascher zu als vor der Diät: Das ist der Jojo-Effekt (siehe Abbildung 1),

- Sie haben Balance in Ihr Seelenleben gebracht und Ihre schlechten Essgewohnheiten vergessen. Sie halten Ihr Ideal-gewicht. Das sind die dauerhaft verlorenen Kilos (siehe Ab-bildung 2).

MERKE!

- **Diäten sind schwierig durchzuhalten und nur wenig empfehlens-wert für Ihre Gesundheit, denn sie führen zu Ungleichgewicht und Müdigkeit.**
- **Mit Diäten gelingt es Ihnen meistens, Gewicht zu verlieren. Bravo! Doch möchten Sie sich Ihr ganzes Leben einschränken? Es ist of-fensichtlich, dass Sie in dem Moment, in dem Sie Ihre frühere Er-nährungsweise wieder aufnehmen, auch erneut zunehmen.**
- **Nach einer Diät legen Sie die Kilos, die Sie verloren haben, leicht wieder zu – und vielleicht noch mehr.**

Nach einiger Zeit entmutigt der Jojo-Effekt, den Sie immer wieder erleben, vollständig. Dieser Reigen der Kilos, die ohne

Ende gehen und kommen, ermüdet Ihren Körper und Ihre Psyche. Sie beginnen, mutlos zu werden, deprimiert – und Sie essen mehr denn je, um sich zu trösten.

Der Weg, um glücklich schlank zu werden

Sie haben den guten Willen, es fehlt Ihnen weder an Entschlossenheit noch an Durchhaltevermögen, doch lohnt es sich wirklich, sich ein Leben lang Frustrationen aufzuerlegen? Gibt es denn kein Mittel, ein für allemal mit diesen Diäten – diesen Kilo-Jojos – aufzuhören?

Verstehen Sie die Grundregel der Natur

Die Vorherrschaft der Diät dauert schon allzu lange an. Handeln Sie! Überdenken Sie folgende Grundregel der Natur mit gesundem Menschenverstand: Jeder Organismus passt sich an die Situationen an, denen er gegenübersteht, um sich zu schützen. Hier einige Beispiele:

- Die Haut an den Händen eines Gärtners oder Straßenarbeiters ist dicker als die eines Büroangestellten: Um den ganzen Tag die Reibung einer Hacke zu ertragen und sich vor der Abnutzung zu schützen, produziert die Haut mehr Haut.
- Die Muskeln eines Sportlers sind besser entwickelt als die eines Menschen mit einer sitzenden Tätigkeit: Um den geforderten körperlichen Anstrengungen gerecht zu werden und nicht zu ermüden, produziert der Körper weiteres Muskelmaterial.
- Die Träume eines psychisch gestörten Menschen sind üppiger als die eines ausgeglichenen: Um die innere Spannung zu mildern und die Situation zu bewältigen, produziert das Gehirn Träume.

- Um sich von einem Schmerz zu befreien und sich zu erleichtern, produzieren die Augen Tränen.
- Um Perioden eingeschränkter Nahrungsaufnahme zu überstehen, schützt sich der Körper und produziert Reserven.

Dass man so lange Irrtümern über das Abnehmen geglaubt hat, liegt daran, weil man sich nur für die Folgen interessiert hat: die überzähligen Kilos. Man hat die Ursachen nicht behandelt. Eine strenge Diät einzuhalten und sich nur daran zu klammern, ist die beste Methode, um zu scheitern. Denn dann interessiert man sich nicht mehr für den übrigen Körper, für die ganzheitliche Behandlung des Menschen.

Darüber hinaus hält die Diät Sie in einem einzigen Gedanken gefangen – in dem Gedanken an die Regeln der Diät, die für alle gleich sind, ohne auf die tatsächlichen Bedürfnisse und die Funktionsweise Ihres Organismus Rücksicht zu nehmen.

EXPERTENMEINUNG

Professor Bernard Guy-Grand, leitender Arzt und Ernährungswissenschaftler am Hôtel-Dieu in Paris, sagte mir: »Jede Methode zum Abnehmen muss an den Einzelnen angepasst werden, man muss sie aus dem Zusammenhang und der persönlichen Situation entwickeln. Wichtig ist, dass man ein realistisches Ziel absteckt, abhängig vom Organismus des Einzelnen.«

Verstehen Sie nun, weshalb eine Diät kein Allheilmittel ist?

Nicht das Kind mit dem Bade ausschütten!

Ich sage nicht, dass Sie einfach irgendetwas essen sollen. Es dürfte jedem klar sein, dass keiner schlank wird, wenn er sich mit Würstchen und Kuchen vollstopft.

Ich sage nicht, dass man auf alle Diäten herabschauen soll. Einige sind interessant und können Gutes bewirken. Eine Diät ist aber nur ein Werkzeug und reicht bei weitem nicht aus, um das Problem zu lösen.

Sie müssen folgenden Punkten den Vorrang geben:

- Den Fragen, die Sie sich wirklich stellen müssen, um die Ursache Ihrer überzähligen Kilos zu verstehen.
- Den Ernährungsregeln, die Ihrem Organismus und seinen verschiedenen Aktivitäten angepasst sind.

MERKE!

Sehen Sie eine Diät nicht als einziges Mittel zum Schlankwerden an, denn das ist die beste Methode, um zuzunehmen. Sie riskieren:

- **Fettreserven schneller und in größerer Zahl anzulegen als zuvor;**
- **entmutigt zu werden und sich durch vermehrtes Essen zu trösten.**

Der wahre Ursprung der überschüssigen Kilos

Sie können ganz bestimmt eine Addition oder Subtraktion durchführen. Die Ernährungswissenschaft besteht aus diesen zwei Rechenvorgängen.

Sie sind zu schwer, oder es gelingt Ihnen nicht, Ihr Gewicht zu halten, weil mehr addiert (gegessen) wird, als substrahiert (das, was Sie verbrauchen). So einfach ist das.

Dickwerden heißt, Nahrungsmittel anzusammeln, ohne sich ihrer irgendwann bedienen zu müssen. Anders ausgedrückt: Sie sparen ein Guthaben an, das Sie absolut nicht brauchen.

Die wissenschaftliche Erklärung: Jedes Nahrungsmittel besitzt eine gewisse Energiemenge. Sie wird in Kalorien ausgedrückt. Diese Energie hilft Ihnen, Ihre Körpertemperatur konstant zu halten, die verschiedenen Stoffwechselvorgänge durchzuführen, zu atmen, sich zu bewegen, zu arbeiten, zu denken usw. Werden diese Kalorien nicht verbraucht, also nicht im Verlauf Ihrer verschiedenen Tätigkeiten »ausgegeben«, verwandeln sie sich hauptsächlich in Fettreserven – und in überschüssige Kilos.

Wichtig für Sie: Folgendes müssen Sie verstehen: Wenn Sie zunehmen, weil Sie Kalorien speichern, liegt das daran, dass Sie nicht die tatsächlichen Bedürfnisse Ihres Körpers erfüllen. Ihr Appetit ist größer als Ihr Bedürfnis an Nahrungsmitteln, Ihre Gefühle von Hunger und Sättigung sind nicht Ihrem Kalorienvorrat angepasst.

Welches Essverhalten haben Sie?

Die verschiedenen Essverhalten lassen sich so umreißen:

- *Sie essen zu viel:* Sie nehmen instinktiv mehr Kalorien auf, als Sie verbrauchen.
- *Sie essen mittelmäßig:* Sie wählen spontan Nahrungsmittel, die Ihnen nicht gut tun, zum Beispiel schlechte Fette oder raffinierten Zucker.
- *Sie essen verkehrt:* Ihr gleichgültiges Verhältnis zur Nahrung und Ihr allgemeines Essverhalten, zum Beispiel die Einnahme von Mahlzeiten unter schlechten Bedingungen (Lärm, Hektik), bewirken eine schlechte Verdauung. Das heißt, Ihr Essen wird nicht gut ausgenützt und gut ausgeschieden. Die Folgen: Ihr vegetatives Nervensystem, Ihr Hormonhaushalt und Ihr Stoffwechsel, kurz gesagt, alle Grundfunktionen Ihres Körpers werden dadurch gestört. Das bedeutet: Alles wird aus dem Gleichgewicht gebracht.

Was Ihr Essverhalten aus der Bahn wirft

Sie fragen sich vielleicht, weshalb es keinen natürlichen Mechanismus gibt, der instinktiv das Essverhalten reguliert und hilft, überschüssige Kilos zu vermeiden.

Dieser Mechanismus existiert! Doch er lässt sich leicht durch Enttäuschung, Stress, Angst, Müdigkeit, Einsamkeit, Depression, Schlafmangel und vieles andere aus der Richtung bringen. Kurz gesagt: Die Mehrzahl der psychologischen und nervösen Probleme, die unsere gegenwärtige Lebensweise mit sich bringt, lassen ihn entgleisen. Ich weiß aus Erfahrung, dass die meisten von Ihnen unter dieser Störung leiden.

Die moderne Lebensweise zerstört die Biorhythmen und bringt dadurch alle lebenswichtigen Funktionen durcheinander, insbesondere unseren Instinkt beim Essen. Das erklärt, weshalb Wildtiere auch in unserer modernen Welt nicht übergewichtig sind. Sie wissen, wie man sich ernährt. Sie kennen instinktiv die Menge und die Art von Nahrung, die sie brauchen. Die einzigen Tiere, die auch zu Übergewicht neigen, sind unsere Heimtiere – vor allem Hunde und Katzen –, denen Herrchen oder Frauchen eine fast menschliche Lebensweise aufdrängen.

AUS DER FORSCHUNG

Dieses Experiment, das vor noch nicht langer Zeit an Nagetieren durchgeführt wurde, wird Ihnen helfen, den Zusammenhang zwischen Nerven und Psyche und gestörtem instinktivem Essverhalten zu verstehen: Man hat einer Gruppe satter Nagetiere eine Portion Kohlenhydrate (Zucker), eine Portion Lipide (Fette) und eine Portion Proteine (Eiweiße) vorgesetzt. Beim ersten Mal passierte nichts: Die Nager zeigten keine Interesse an der Nahrung. Ihr Ernährungsregulativ funktionierte gut, weil sie bereits das aufgenommen hatten, was sie brauchten, und keine Lust hatten, mehr zu fressen – trotz all des Futters, das in ihrer Reichweite lag. Bei einem zweiten Versuch zwickte man einige der Nagetiere in den Schwanz, und man verursachte Ihnen dieses unangenehme, stressige Gefühl einige Minuten lang. Erraten Sie, was geschah? Die Ratten, die man in den Schwanz kniff, handelten genauso wie jene unzähligen Menschen, die unter Stress oder Frustration leiden oder Zeiten vieler Zwänge angenehmer gestalten wollen: Sie futterten drauflos, und zwar wählten sie die Portion Zucker, da sie – gesättigt – kein echtes Bedürfnis nach Nahrung hatten.

Stellen Sie sich vor, dass der Stress der Nagetiere mehrere Jahre andauert und welche Folgen das hat:

- Eine riesige Anzahl Zuckerportionen werden ohne Notwendigkeit aufgenommen.
- Der Verlust des instinktiven Essverhaltens schreitet unablässig voran.
- Die Anzahl der überschüssigen Kilos wächst und wächst …

Ich will Sie keineswegs mit Nagetieren vergleichen. Aber dieses Experiment verdeutlicht prägnant den Mechanismus des Übergewichts – und der trifft nun mal auch auf Menschen zu.

Faktor Stress

Es ist mir klar, dass Sie jeden Tag unter Stress verschiedenster Art stehen. Manchmal ist er so massiv und so dauerhaft zugegen, dass Sie sich dessen gar nicht mehr bewusst sind. Da sind die Sorgen im Beruf, der Ärger in der Familie, die finanziellen Probleme, aber auch all die kleinen Unannehmlichkeiten, die Hindernisse, die das Leben kompliziert machen: die Autopanne gerade dann, wenn man das Auto am nötigsten braucht; der Stau, wenn man es eilig hat; der Wecker, der nicht geläutet hat;

das Kind, das eine Angina hat und für das man umgehend einen Babysitter braucht, um eine Katastrophe zu verhindern ...

Im Lauf der Jahre zerstört dieser Stress Ihr gesundes Essverhalten. Sie essen, um Enttäuschungen und Ängste zu kompensieren. Viele Studenten, die vor Prüfungen stehen, stürzen sich auf Schokolade, manche Schriftsteller mindern die Schrecken von Schreibblockaden, indem sie ständig etwas knabbern (wenn sie nicht eine Zigarette an der anderen anzünden).

Fallbeispiel: Agnès M. suchte mich wegen verschiedener Beschwerden auf: Rückenschmerzen, Migräne, Nackensteife. Das Gespräch ergab, dass sie im Beruf gerade in einer schwierigen Übergangsphase steht. Das Schema ist klassisch: Verkauf des Unternehmens, Personalabbau, unangenehme Atmosphäre, Mobbing, um ihre Kündigung herbeizuführen: »Ich erwarte sehnsüchtig den Freitagabend, um zu entspannen. Am Samstag geht es mir gut, doch schon am Sonntagmorgen bin ich gestresst und, da ich zu Hause bin, esse ich ununterbrochen – Wurst, Schokolade, Kompott, Chips. Es ist witzig, ich habe das Gefühl, dass ich damit die Ängste beruhige, die ich bei der Vorstellung, wieder ins Büro zu müssen, habe.«

Faktor Erbanlage

Doch Achtung, das Nervensystem und die Psyche führen selten zu Übergewicht. Man braucht auch eine erbliche, genetische Veranlagung. Sie ist bei jedem mehr oder weniger stark vorhanden. Daraus erklärt sich, dass Ihre Kollegin im Büro, obwohl sie viel mehr als Sie isst, weniger zunimmt.

EXPERTENMEINUNG

Einer meiner Patienten, mein Freund der Röntgenfacharzt Dr. Jacques Desclaux, hat sich sehr dafür interessiert, welche Folgen die Fettleibigkeit für den menschlichen Körper hat. Er sag-

45

te mir eines Tages: »In meiner Berufslaufbahn habe ich festgestellt, dass in 80 Prozent der Fälle, Gewichtsprobleme hauptsächlich mit psychischen und nervösen Störungen verbunden sind, die zu einer Störung des Essverhaltens führen. Der genetische Anteil, die Erbanlage, der in den restlichen 20 Prozent der Fälle sehr hoch sein kann, ist nicht bei allen Menschen gleich. Viele meiner Kollegen und vor allem mein Bruder, der Psychiater ist, haben das gleiche Phänomen bemerkt.«

Der Schlüssel zur Schlankheit

Ihr Bild im Spiegel gefällt Ihnen nicht? Denken Sie daran: Das Übergewicht spiegelt Ihre psychische und nervliche Unausgewogenheit wider. Diese Unausgewogenheit, unter der Sie leiden, ist ein Bild der gegenwärtigen Lebensweise, die der Mensch sich geschaffen hat. Ich nenne es das »Syndrom der Großstädte und der Welt der Gegenwart«. Sie – wie die meisten von uns – haben den Kontakt zur Natur und zu sich selbst verloren und damit auch das instinktive Essverhalten.

Wischen Sie die schädlichen Spuren der modernen Kultur fort. Radieren Sie ihre unheilvollen Wirkungen aus, und Sie finden ein besseres Gleichgewicht – eine Harmonie mit Ihren Körperfunktionen.

Nehmen Sie den Kontakt mit sich selbst wieder auf, um Ihr instinktives Essverhalten zu wecken und abzunehmen.

Wie? Im Schlaf! Im Schlaf können Sie den Kontakt zur Realität verlieren. Sie sind in der Lage zu entspannen und eine natürliche, einfache Verhaltensweise wiederzufinden, für die Ihr Organismus eigentlich geschaffen ist. Im Schlaf kehren Sie zurück zum Ausgangszustand des Fetus im Mutterleib. Jedes Mal werden Sie wieder geboren.

Der Schlaf heilt Sie und ermöglicht einen Neubeginn. Durch die Ruhe löst er die körperlichen Verspannungen und durch den Traum die psychischen Spannungen. Er besitzt tausendundeine Tugend, von denen manche direkt das Abnehmen fördern. Während Sie schlafen, formen Sie, ohne es zu wissen, an Ihrer Wespentaille.

Beim Aufwachen, am Ende dieses Buches, werden Sie die angenehme Überraschung erleben, vollkommen fit zu sein und sich wieder mit Bewunderung im Spiegel ansehen zu können.

MERKE!

- **Sie produzieren überflüssige Kilos, weil Ihr Essverhalten nicht mit den tatsächlichen Bedürfnissen Ihres Körpers übereinstimmt.**
- **Ihr Essverhalten ist gestört, weil Ihr Nervensystem und Ihre Seele nicht im Gleichgewicht sind.**
- **Ein einziger Schuldiger: die Lebensweise.**
- **Ein einziges Heilmittel: der Schlaf.**

Sie haben es verstanden: Meine Methode beruht auf einem neuen Ansatzpunkt. Ich gehe von der Suche nach dem nervlich-psychischen Gleichgewicht aus. Dann kommt die Ernährung, und sie findet ganz natürlich ihren Platz in der neuen Harmonie.

Wenn Sie eine Diät machen, ist das genauso, als ob Sie eine Schmerztablette nehmen: Sie hilft eine Weile, aber ändert nichts an der Ursache der Schmerzen. Um abzunehmen, muss man zuerst die tatsächliche Ursache der überschüssigen Kilos behandeln: den Verlust des instinktiven Essverhaltens durch die gegenwärtige Lebensweise.

Ich habe es bei den meisten meiner Patienten festgestellt, und die jüngsten wissenschaftlichen Forschungen zeigen das, was ich jeden Tag in meiner Praxis feststelle. Sie beweisen den Zusammenhang zwischen dem Essverhalten und dem nervlich-psychischen System.

Schließen Sie jetzt die Augen.
Hören Sie auf die Sprache Ihres Körpers.
Ruhen Sie sich aus.
Schlafen Sie.
Die Diäten gehören der Vergangenheit an,
damit ist es vorbei.

2 Die Entschlüsselung Ihres Verhaltens

> Man muss essen, um zu leben,
> und nicht leben, um zu essen.
> *Molière:* »Der Geizige«

Sie haben oft gehört, dass man sagt: »Man ist das, was man isst.« Das stimmt. Aber genauso stimmt, dass Sie Ihrer Persönlichkeit entsprechend essen sollten. »Sage mir, was du isst, und ich sage dir, wer du bist«, bemerkte bereits 1826 der Feinschmecker Anthelme Brillat-Savarin.

Ernährung und Charakter

Ihre Art, sich zu ernähren, ist eng mit Ihrem Charakter verbunden. Sie hängt von Ihren Gefühlen ab und davon, wie Sie das Leben wahrnehmen. Denn – muss man es wirklich hervorheben? – die Ernährung wird von unserem Gefühlsleben und unserer Sensibilität bestimmt. Das ist normal. Der erste Reflex des Neugeborenen ist der Saugreflex, und wenn sein Hunger gestillt ist, erfährt es gleichzeitig Geborgenheit und Wärme an der Brust seiner Mutter. Damit wird hier bereits eine enge Verbindung zwischen dem tröstenden Gefühl und der Nahrung hergestellt. Manche Erwachsene losen sich nie ganz von dieser Beziehung.

Wir haben nicht alle das gleiche Verhalten gegenüber der Ernährung. Daher sollten Sie, bevor Sie das Abnehmen in Betracht ziehen, herausfinden, welcher Esstyp Sie sind. Nur unter dieser Voraussetzung lernen Sie die Ursache für Ihre Ernährungsfehler und die Art Ihrer schlechten Angewohnheiten kennen.

Weshalb essen Sie?

Ich stelle mir Ihre Reaktion vor: Sie zucken mit den Schultern und antworten mir: »Weshalb wohl! Um zu leben!«

Klar. Doch gehen wir einen Schritt weiter. Sind Sie sicher, dass Sie nur essen, um sich zu ernähren, das heißt aus körperlicher Notwendigkeit? Ganz gewiss nicht. Es gibt noch viele andere Gründe, um zu essen, zum Beispiel:

- *Naschhaftigkeit:* Wenn Sie ein Nahrungsmittel besonders gern mögen, werden Sie davon magisch angezogen, und Sie essen auch ohne Hunger, aus reinem Vergnügen. Glücklicherweise, denn das ist unbestritten eines der schönsten Vergnügen im Leben.
- *Geselligkeit:* Wenn Sie allein essen, begnügen Sie sich mit einem Steak und Salat. Doch mit der Familie, mit Freunden geben Sie den Speisen alle Ehre und bedienen sich gern noch einmal.
- *Kompensation:* Wenn Sie sich gestresst fühlen, mit einem Problem konfrontiert sind oder enttäuscht wurden, wird die Nahrung zum Trost. Einige Stückchen Schokolade, und es geht wieder besser.

Naschhaftigkeit, Geselligkeit, Kompensation sind gute Gründe, um zu essen, wenn es im Rahmen bleibt. Doch die geringen Anfänge werden zu schwerwiegendem Verlangen, und die überschüssigen Kilos sind auf dem Weg zu Ihnen.

Welcher Esstyp sind Sie?

Traditionell geht man von fünf verschiedenen Kategorien von Essern aus. Doch da die menschliche Natur vielschichtig ist, gehört niemand vollständig in die eine oder die andere Kategorie. Jeder von uns zeigt Tendenzen, mehr oder weniger deutlich, die eine Zuordnung zu einem Esstypen erlaubt. Wobei man durchaus auch mehrere Typen in sich vereinen kann.

Da die Ernährung direkt mit unserem Gefühlsleben zusammenhängt, sollte man keine moralischen Urteile über das Essverhalten abgeben. Aber es ist wichtig, sich genau zu erkennen, um die Ursachen für das Übergewicht herausfinden zu können. Ich biete Ihnen fünf kleine Tests an, um Ihren Typ zu bestimmen.

Test 1: Sind Sie der Typ Genießer?
Machen Sie ein Kreuz in das zutreffende Kästchen.

- Kochen Sie gern?   ❏ ja   ❏ nein
- Kennen Sie alle guten Restaurants in Ihrer Stadt?   ❏ ja   ❏ nein
- Sammeln Sie Kochbücher?   ❏ ja   ❏ nein
- Haben Sie einen gut bestückten Weinkeller?   ❏ ja   ❏ nein
- Sehnen Sie sich nach der Kochkunst Ihrer Großmutter?   ❏ ja   ❏ nein
- Nehmen Sie als Vorspeise lieber Wurstwaren als Salat?   ❏ ja   ❏ nein
- Nehmen Sie als Dessert lieber Kuchen als frisches Obst?   ❏ ja   ❏ nein
- Schätzen Sie Produkte bestimmter Regionen besonders?   ❏ ja   ❏ nein
- Hassen Sie es, sich etwas zu versagen?   ❏ ja   ❏ nein

- Essen Sie lieber Gerichte mit Sauce
  als Grillgerichte? ❑ ja ❑ nein

Zählen Sie die Kreuze bei ja. Sie haben _____ von 10 Punkten.
Auswertung: Je höher diese Zahl ist, desto stärker entsprechen
Sie dem Bild des Genießers.
Lesen Sie die Beschreibung Ihres Typs auf Seite 55.

Test 2: Sind Sie der raffinierte Typ?

Machen Sie ein Kreuz in das zutreffende Kästchen.

- Lieben Sie ausgesuchte Gerichte? ❑ ja ❑ nein
- Bedeuten Ihnen Dekorationen und
  Aromen viel? ❑ ja ❑ nein
- Messen Sie der Art des Anrichtens
  große Bedeutung bei? ❑ ja ❑ nein
- Widmen Sie der Zubereitung des Menüs
  viel Zeit, wenn Sie Gäste eingeladen
  haben? ❑ ja ❑ nein
- Legen Sie Kilometer zurück, um das
  beste Fleisch (oder den besten Lachs,
  die besten Schnecken) zu bekommen? ❑ ja ❑ nein
- Können Sie reinen Arabica-Kaffee
  von kolumbianischem unterscheiden? ❑ ja ❑ nein
- Sind Sie versucht, unterwegs an
  Spitzenlokalen Halt zu machen? ❑ ja ❑ nein
- Ist Ihnen die Kombination von Zutaten
  und Wein wichtig? ❑ ja ❑ nein
- Haben Sie in Ihren Vorräten eine größere
  Auswahl an Zutaten (verschiedene Sorten
  Essig, Konfitüren usw.)? ❑ ja ❑ nein
- Messen Sie der Abwechslung Bedeutung
  bei (exotische Küche beispielsweise)? ❑ ja ❑ nein

Zählen Sie die Kreuze bei ja. Sie haben _____ von 10 Punkten.
Auswertung: Je höher diese Zahl ist, desto stärker entsprechen
Sie dem Bild des raffinierten Typs.
Lesen Sie die Beschreibung Ihres Typs auf Seite 56.

Test 3: Sind Sie der Typ Verstandesmensch?
Machen Sie ein Kreuz in das zutreffende Kästchen.

- Essen Sie oft in Fast-Food-Lokalen? ❏ ja ❏ nein
- Mögen Sie gern Sandwiches? ❏ ja ❏ nein
- Nehmen Sie das Frühstück im Stehen
  in der Küche ein? ❏ ja ❏ nein
- Vermeiden Sie beim Kochen Fett? ❏ ja ❏ nein
- Kaufen Sie nur das, was Sie wirklich
  brauchen? ❏ ja ❏ nein
- Vergessen Sie manchmal, zu frühstücken? ❏ ja ❏ nein
- Machen Sie gern Listen, Planungen? ❏ ja ❏ nein
- Berechnen Sie bei Nahrungsmitteln
  oft das Preis-Leistungs-Verhältnis? ❏ ja ❏ nein
- Ist Ihr Gefriergerät mit Tiefkühl-
  Gerichten gefüllt? ❏ ja ❏ nein
- Fällt es Ihnen schwer, im Restaurant
  zu warten? ❏ ja ❏ nein

Zählen Sie die Kreuze bei ja. Sie haben _____ von 10 Punkten.
Auswertung: Je höher diese Zahl ist, desto stärker entsprechen
Sie dem Bild des Verstandesmenschen.
Lesen Sie die Beschreibung Ihres Typs auf Seite 57.

Test 4: Sind Sie der gesellige Typ?
Machen Sie ein Kreuz in das zutreffende Kästchen.

- Ist Ihnen jede Gelegenheit recht, um
  ein gutes Essen zuzubereiten? ❏ ja ❏ nein

- Hassen Sie es, allein zu essen? ❑ ja ❑ nein
- Erfüllt Sie Vorfreude auf Festlichkeiten? ❑ ja ❑ nein
- Sprechen Sie mit Freunden gern übers Kochen? ❑ ja ❑ nein
- Können Sie eine Paella für 15 Personen zubereiten, ohne in Panik zu geraten? ❑ ja ❑ nein
- Fällt es Ihnen schwer, eine Einladung auszuschlagen? ❑ ja ❑ nein
- Können Sie nicht Nein sagen, wenn man Sie bittet, noch einmal zuzugreifen? ❑ ja ❑ nein
- Können Sie nicht Nein sagen, wenn man Ihnen ein letztes Glas anbietet? ❑ ja ❑ nein
- Essen Sie weniger, wenn Sie keine Gesellschaft haben? ❑ ja ❑ nein
- Feiern Sie große Ereignisse am liebsten mit einer geselligen Mahlzeit? ❑ ja ❑ nein

Zählen Sie die Kreuze bei ja. Sie haben _____ von 10 Punkten.
Auswertung: Je höher diese Zahl ist, desto stärker entsprechen Sie dem Bild des geselligen Typs.
Lesen Sie die Beschreibung Ihres Typs auf Seite 57.

Test 5: Sind Sie der Frustesser?
Machen Sie ein Kreuz in das zutreffende Kästchen.

- Haben Sie nach einem Essen ein schlechtes Gewissen? ❑ ja ❑ nein
- Knabbern Sie regelmäßig etwas, wenn Sie vor dem Fernseher sitzen? ❑ ja ❑ nein
- Essen Sie lieber Süßes als Gesalzenes? ❑ ja ❑ nein
- Fühlen Sie sich nach einer Knabberei besser in Form? ❑ ja ❑ nein
- Weckt Ihre Angst Sie nachts auf? ❑ ja ❑ nein

- Fühlen Sie sich unbehaglich, wenn man
  Sie kritisiert?   ❏ ja   ❏ nein
- Hat man Sie als Kind mit Süßigkeiten
  belohnt?   ❏ ja   ❏ nein
- Hat man Sie als Kind mit Süßigkeiten
  getröstet?   ❏ ja   ❏ nein
- Knabbern Sie lieber allein als mit
  Freunden oder der Familie?   ❏ ja   ❏ nein
- Werden Sie im Kino oder am Fernsehen
  von einem gewalttätigen oder traurigen
  Film leicht beeinflusst?   ❏ ja   ❏ nein

Zählen Sie die Kreuze bei ja. Sie haben _____ von 10 Punkten.
Auswertung: Je höher diese Zahl ist, desto stärker entsprechen
Sie dem Bild des Frustessers.
Lesen Sie die Beschreibung Ihres Typs auf Seite 58.

Beschreibung Ihres Typs

Lesen Sie nun, zu welchem Typ – oder auch zu welchen Typen – Sie gehören. Und damit es keine Missverständnisse gibt: Es sind im Folgenden immer weibliche wie männliche Personen gemeint!

Der Genießer

Diese naschhafte Person liebt die gute Küche, sammelt die Adressen von guten Restaurants, besorgt regelmäßig Vorräte für ihren Weinkeller, sucht gute Produkte, hasst die Light-Produkte und kann sich nicht vorstellen, nur ein Sandwich zu Mittag zu essen oder gar eine Mahlzeit auszulassen.

Der Genießer lernt gerne neue Gerichte kennen, vorausgesetzt, sie sind wohlschmeckend und reichlich. Für ihn ist die Mahlzeit ein Augenblick des Vergnügens, und er genießt das Menü schon im Voraus. Er liebt es, kleine Gerichte zu köcheln und sammelt Kochrezepte.

Er ist von robuster Konstitution und leidet daher so gut wie nie unter Verdauungsbeschwerden. Wenn er zunimmt, liegt das an einem Übermaß an üppigen Gerichten oder seltener an der mehr oder weniger beabsichtigten Ignoranz den Ernährungsregeln gegenüber. Er kann sich nur sehr schwer damit abfinden, auf etwas zu verzichten und ist deprimiert, wenn er nur das Wort Diät hört. Denn, obwohl er nur selten zu Knabbereien greift, tröstet er sich über Misslichkeiten mit einem guten Sauerkraut oder einer Schokoladentorte bei der nächsten Mahlzeit.

Jedes Ereignis, glücklich oder unglücklich, ist für ihn eine Gelegenheit zu schlemmen. »Das wollen wir feiern!« oder »Man darf sich nicht unterkriegen lassen!« sind zwei wichtige und häufig angebrachte Sätze in seinem Leben.

Der Raffinierte

Diese wählerische Person legt großen Wert auf die Qualität der Zutaten, die Zusammenstellung von Gerichten und Wein, die Harmonie von Farben und Aromen. Sie erträgt die Mittelmäßigkeit nur schlecht.

Der Raffinierte liebt es, gut zu essen, doch er isst wenig. Für ihn gehört zu einem guten Essen ein schön gedeckter Tisch. Selbst wenn er allein ist, wird das Essen nett angerichtet, und er käme nie auf die Idee, eine Scheibe Schinken aus dem Einwickelpapier zu essen.

Sein Appetit ist mit seinem Schönheitssinn verbunden, ja sogar mit einem gewissen Perfektionismus. Er kennt alle renommierten Marken, alle bekannten Lieferanten, und wenn sein Geldbeutel es ihm erlaubt, kauft er nur die besten Produkte. Er kämpft nur selten mit einem Bäuchlein, weil er sich keine Exzesse genehmigt.

Der Verstandesmensch

Diese ruhige, überlegte Person regelt ihr Leben bis ins Kleinste. Sie ernährt sich, weil es nötig ist, nicht weil es Genuss bringt.

Der Verstandesmensch hat kaum oder gar kein Empfinden für gutes Essen und gemeinsame Mahlzeiten, er ist mit einem aus der Hand gegessenen Sandwich zufrieden. Er geht häufig in Fastfood-Restaurants, weil er dort keine Zeit verliert, wie er sagt.

Auch zu Hause nimmt er sich nicht die Zeit, um Gerichte liebevoll zuzubereiten, Grillgerichte gehen am schnellsten.

Als Mutter kleiner Kinder drängt der Verstandesmensch allen eine Ernährung aus Schinken und Püree oder Hähnchen und Nudeln auf, um nicht verschiedene Gerichte zubereiten zu müssen.

Er erträgt es nicht, länger als eine Viertelstunde am Tisch sitzen zu müssen. Im Übrigen nimmt er sein Frühstück oft im Stehen ein und isst vor dem Fernseher zu Abend.

Wenn er zunimmt, liegt das an seiner unausgewogenen Ernährung, zum Beispiel an dem Übermaß an Kohlenhydraten und Fetten in Hamburgern und Wurst-Sandwiches.

Bei der kleinsten Magenverstimmung, die meist auf ein Zuviel an Fett oder ein zu schnell hinunter geschlungenes Essen zurückzuführen ist, setzt er sich auf Diät.

Der gesellige Typ

Diese extrovertierte Person liebt es, in Gesellschaft zu sein. Wer gesellschaftliches Leben sagt, meint Essengehen und Empfänge.

Für den geselligen Typ ist Ernährung gleichzusetzen mit Gemeinsamkeit, und die großen Festessen mit Freunden sind heilig.

Er illustriert im positiven Sinn perfekt das Wort Kumpan (Latein cum = mit und pan = Brot); er ist derjenige, mit dem man das Brot teilt. Er hasst es, sich allein zu Tisch zu setzen, und er bekommt nie genug vom Ausgehen und von Einladungen.

Sein Kühlschrank, sein Gefriergerät und seine Speisekammer sind immer gefüllt, um eine Mahlzeit zubereiten zu können, wenn Freunde sich kurzfristig ansagen.

Falls er ein Bäuchlein hat, kommt es von Exzessen jeder Art: Aperitifs, Weine, kalorienreiche Mahlzeiten – all dies steht häufig auf dem Speiseplan, zu Hause oder auswärts.

Der Frustesser

Für diese übersensible Person ist die Nahrung direkt mit dem Gefühlsleben verbunden. Sie genießt ihre Leiden.

Den Frustesser führt die geringste Misslichkeit zu den Vorratsschränken der Küche. Er kennt alle Schokoladen, alle Konfitüren und liebt Kuchen. Aber in Zeiten großer Müdigkeit oder von intensivem Stress kann er innerhalb weniger Minuten und total durcheinander Cornichons, ein Stück Kuchen, Würstchen und kandierte Früchte verschlingen. Doch das Wichtigste für ihn ist, sich zu ernähren. Bei Tisch nimmt er sich manchmal noch zweimal nach und isst weiter, obwohl er keinen Hunger mehr hat. Seine Vorratsschränke quellen über vor Süßigkeiten.

Sein Taillenumfang ist proportional zu seinen Exzessen. Manchmal entschlossen, doch meist voller Schuldgefühle, versucht er die verrücktesten Diäten, leidet unter Frustrationen und tröstet sich über sein Scheitern – mit Essen.

Führen Sie ein Tagebuch über Ihr Essverhalten

Wissen Sie wirklich, welche Beziehung Sie zur Ernährung haben? Im Großen und Ganzen sicherlich. Sie werden mir vielleicht antworten: »Ich bin ein Leckermaul.« oder »Ich liebe Wurstwaren.« Es kommt aber nicht so sehr darauf an, was Sie essen, sondern aus welchen Gründen, unter welchen Bedingungen und in welcher Stimmung Sie etwas zu sich nehmen.

Um Ihr Essverhalten bis ins kleinste Detail zu entschlüsseln, sollten Sie ein Tagebuch führen, das Ihr Verbündeter auf dem Weg zur Schlankheit ist:

- *Genau sein:* Vergessen Sie nichts, nicht das kleinste Stückchen Zucker, die wenigen Chips, die Sie zum Aperitif knabbern, einen Kaugummi hier und da, auch nicht die kleinen Snacks zwischen den Mahlzeiten, die mit vielen Kalorien zu Buche schlagen. Oft vergessen wir diese Knabbereien, gerade als ob wir sie ohne unser Wissen verzehren würden.
- *Ehrlich sein:* Schreiben Sie die Gründe genau auf, weshalb Sie »gesündigt« haben.
- *Bilanz ziehen:* Machen Sie am Abend, bevor Sie ins Bett gehen, eine Bilanz: Werden Sie sich über Ihre Haltung klar, indem Sie die nachfolgenden Fragen mit der größtmöglichen Offenheit beantworten. Die Tatsache, dass Sie Ihre Sorgen und Gefühle (Ärger, Kummer, Zorn, Reizbarkeit) schriftlich niederlegen, hilft Ihnen – je nach den Ereignissen – den Rückwärtsgang einzulegen.

Wichtige Fragen und mögliche Antworten
- Habe ich wirklich Hunger? Warum?
  Ja, weil ich nicht gefrühstückt habe.
  Ja, weil ich intensiv trainiert habe
  Ich habe keinen Grund, um Hunger zu haben.

- Habe ich eine besondere Sorge?
  Welcher Art?
  Was kann ich dagegen tun?
  Kann ich eingreifen, um sie zu beheben?
- Bin ich müde? Aus welchem Grund?
  Ich schlafe schlecht.
  Ich habe seit langem keinen Urlaub gehabt.
  Ich habe zu viel Arbeit.
  Ich stehe ständig unter Zeitdruck.
- Belastet mich die Einsamkeit?
  Ich bin jeden Abend und an jedem Wochenende allein zu
  Hause, das ist traurig.
  Mein Partner ist nur selten da.
  Meine Kinder haben vor kurzem das Haus verlassen.
- Sind meine emotionalen Beziehungen erfreulich?
  In meiner Partnerschaft gibt es Probleme.
  Mein Verlobter entfernt sich immer mehr von mir.
  Mein Auserwählter ist nicht frei.
- Habe ich Probleme im Beruf?
  Ich finde keine Arbeit.
  Die Firma, bei der ich arbeite, steckt in Schwierigkeiten.
  Mein Chef tyrannisiert mich.

Achtung: Laden Sie sich keine Schuldgefühle auf. Das Tagebuch betrifft nur Sie, und niemand wird Sie beurteilen. Das Essen gehört zu den Freuden des Lebens, und man will Ihnen diese Freude nicht nehmen! Doch Sie werden feststellen, dass man oft nicht aus Vergnügen isst, sondern automatisch. Diese Angewohnheit, die keine wirkliche Befriedigung bringt, gilt es zu ändern.

So könnte Ihr Tagebuch sein

Auf den folgenden Seiten lesen Sie eine mit Beispielen ausgefüllte Tagebuchseite, darin anschließend das Schema für die Seite. Eine Musterseite mit einprägsamen Piktogrammen finden Sie auf Seite 62f.

Beispiel einer ausgefüllten Tagebuchseite

MONTAG

Frühstück

- *Wo:* zu Hause.
- *Was:* eine Tasse Tee ohne Zucker, drei Scheiben Schwarzbrot mit Butter und Marmelade.

Mittagessen

- *Wo:* im Selbstbedienungs-Restaurant.
- *Was:* geraspelte Karotten, Kalbsragout mit Bandnudeln, ein Joghurt, ein Kaffee mit zwei Stück Zucker.

Abendessen

- *Wo:* zu Hause.
- *Was:* Endiviensalat mit Schinken, zwei Mandarinen, zwei Gläser Rotwein.

Snack 1

- *Zeit:* 11 Uhr.
- *Was:* ein Mandelhörnchen.
- *Grund:* Ich hatte wirklich einen Bärenhunger.
- *Kommentar:* Das Hörnchen hat mir wieder Energie gegeben.

Snack 2

- *Zeit:* 16 Uhr.
- *Was:* ein Glas Cola.
- *Grund:* Es war heiß im Büro.
- *Kommentar:* Es hat meinen Durst gestillt.

Snack 3

- *Zeit:* 17 Uhr.

- *Was:* ein Schoko-Riegel.
- *Grund:* Mein Chef hat mir gesagt, dass ich den Bericht, den ich ihm am Morgen vorgelegt hatte, noch einmal schreiben muss. Er hatte schlechte Laune und war sehr scharf im Ton.
- *Kommentar:* Hinterher war es mir etwas schlecht.

Snack 4
- *Zeit:* 19 Uhr 30.
- *Was:* zwei Scheiben Wurst.
- *Grund:* Ich war am Verhungern, als ich nach Hause kam. Ich konnte nicht bis zum Abendessen warten.
- *Kommentar:* Ich hatte nichts anderes im Kühlschrank.

Snack 5
- *Zeit:* 21 Uhr.
- *Was:* zwei Stückchen Schokolade.
- *Grund:* Die Schokolade vor dem Fernseher ist mein heimliches Laster!
- *Kommentar:* Ach was, ich will nicht auf alles verzichten!

Bilanz des Tages
- Es stimmt, dass ich nach einem besseren Frühstück am Vormittag keinen Hungeranfall gehabt hätte.
- Ich hätte besser Wasser anstelle von Cola getrunken und beim Nachhausekommen aus dem Büro ein Stück Käse gegessen.
- Ich sollte nicht so empfindlich auf die Launen meines Chefs reagieren.

Schema für eine Tagebuchseite
WOCHENTAG
Frühstück
- *Wo:*
- *Was:*

Mittagessen
- Wo:
- Was:

Abendessen
- Wo:
- Was:

Snack 1
- Zeit:
- Was:
- Grund:
- Kommentar:

Snack 2
- Zeit:
- Was:
- Grund:
- Kommentar:

Snack 3
- Zeit:
- Was:
- Grund:
- Kommentar:

(Fügen Sie so viele Zeilen für Snacks hinzu, wie Sie brauchen.)

Bilanz des Tages

Führen Sie dieses Tagebuch eine Woche lang täglich. Nach einer Woche wird sich Ihr Ernährungsprofil sehr deutlich abzeichnen, und Sie werden die Antriebskräfte besser verstehen.

3 Hunger und Sättigung

> Das Essverhalten, bei dem Hunger und Sättigung
> abwechseln, dient dazu, dem Menschen die nötige
> Menge Energie zum Überleben zuzuführen.
> *Nicole Boisacq-Schepens, Marc Crommelinck,*
> Autoren von Beiträgen über Neurophysiologie, 1996

Der Hunger ist ein normales körperliches Phänomen, das jeder gut kennt. Wir spüren ihn täglich und das seit den ersten Stunden unseres Lebens. Wir wissen alle, mit wie viel Nachdruck die Neugeborenen nach der Mutterbrust verlangen und wie heiter sie einschlafen, wenn sie gesättigt sind.

Grundwissen über Hunger und Sattsein

Sie haben Hunger, Sie haben Appetit. Sie verspüren ein Verlangen nach Nahrung, und manche Nahrungsmittel locken Sie besonders.

Wenn Sie essen, verspüren Sie Schritt für Schritt ein Sättigungsgefühl. Ihr Hunger ist befriedigt, und Sie sind der Nahrung gegenüber wieder gleichgültig. Die Nahrungsmittel, nach denen es Sie vor einigen Minuten noch gelüstet hat, erscheinen Ihnen jetzt vielleicht sogar abstoßend.

Und dieses Gefühl kennen Sie garantiert ebenfalls sehr gut: Es ist 13 Uhr, das Frühstück ist schon lange her, Sie sind regelrecht am Verhungern. Das Aroma eines Gerichtes regt Ihren Appetit noch mehr an, Ihnen läuft das Wasser im Munde zusammen, Sie stellen sich darauf ein, das Gericht zu verschlingen. Nach dem Essen, wenn Ihre Gelüste befriedigt sind, wird es Ihnen beim Anblick des gleichen Gerichts auf dem Teller eines Nachbarn fast schlecht.

Ihr Essverhalten ist der stete Wechsel von Hunger und Sättigung. Dieser Wechsel entspricht dem Prinzip der kommunizierenden Röhren: Wenn der Hunger kommt, verschwindet die Sättigung langsam, und wenn die Sättigung sich wieder zeigt, schwindet der Hunger Schritt für Schritt. Eines ist die Kehrseite des anderen.

Wie funktioniert dieser Mechanismus?
- Wer befiehlt ihn?
- Was stört ihn?
- Fördert er die überschüssigen Kilos?
- Kann man ihn beeinflussen und eventuell korrigieren?

Entdecken Sie zuerst einmal die grundlegenden Fakten des Vorgangs von Hunger und Sättigung. Ihr Essverhalten wird Ihnen kein Geheimnis mehr sein. Sie sind so in der Lage, es zu korrigieren, um Ihr Ziel zu erreichen: schlank zu werden.

Erinnern Sie sich vor allem daran, dass jedes Nahrungsmittel eine bestimmte Energie enthält, die in Kalorien ausgedrückt wird. Das Hungergefühl treibt Sie normalerweise dazu, die Menge Kalorien aufzunehmen, die für das einwandfreie Funktionieren Ihres Organismus nötig ist.

Der Hypothalamus: der große Vermittler

Der Mechanismus von Hunger und Sättigung wird durch eine Drüse, die an der Basis des Gehirns sitzt, kontrolliert: den Hypothalamus. Dort sitzt seitlich das Zentrum des Hungers oder des Appetits, und nach vorn gerichtet das Zentrum der Sättigung. Diese Drüse erhält vom Blut, den Hormonen und den Nerven Informationen, die ihr anzeigen:

- die Energiemenge, die in Ihrem Organismus zur Verfügung steht, das heißt den Stand der verfügbaren Zucker-, Fett- und Proteinreserven,
- die Energiemenge, die für die verschiedenen Aktivitäten Ihres Körpers nötig ist.

Waage zwischen Hunger und Sättigung

Der Hypothalamus löst, je nach Ihrem Energiebedarf, das Hungergefühl aus: Die Aufnahme von Nahrungsmitteln erscheint immer angenehmer, und Sie empfinden Vergnügen, Nahrung zu sehen, zu riechen und zu schmecken. Ihre Aufmerksamkeit wird bei dem Gedanken an Nahrungsaufnahme geweckt. Sie haben ein Leeregefühl in der Magengegend – oft von Kontraktionen begleitet –, das Ihnen befiehlt, ein bestimmtes Nahrungsmittel in einer vorgegebenen Menge aufzunehmen.

Während Sie eine ausreichende Kalorienmenge aufnehmen, um genügend Energie zu haben, löst der Hypothalamus einen Sättigungsreflex aus, der Sie daran hindert, sich unnötig vollzustopfen.

Die Sättigung, ausgelöst durch das Zentrum der Sättigung, zeigt sich darin, dass Ihnen die Wahrnehmung von Lebensmitteln immer unangenehmer wird. Sie empfinden Gleichgültigkeit, wenn nicht sogar Abneigung, gegen das Sehen, Riechen und vor allem Schmecken von Nahrung. Ihre Aufmerksamkeit und Ihr Interesse für alles, was mit der Mahlzeit zu tun hat, geht Schritt für Schritt zurück.

Der Hypothalamus wirkt also als Waage zwischen Hunger und Sättigung.

Spiel der Sinne

Aber der Hypothalamus erhält nicht nur Stoffwechselinformationen. Er unterliegt auch dem Einfluss der Psyche. Tatsächlich verbinden im Gehirn viele Nervenbahnen zum Beispiel die Zentren des Gefühls, der Affekte, der Sensibilität, des Verhaltens, der Gewohnheiten, des Gedächtnisses oder des Willens mit dem Zentrum des Hungers und dem Zentrum der Sättigung. Der Hypothalamus erfasst diese ganzen Informationen und verarbeitet sie ähnlich wie ein Computer.

Sie haben es verstanden, das Erwachen Ihrer Sinne – vor allem das des Geschmacks-, Geruchs- und Gesichtssinns – spielt eine bedeutende Rolle in Ihrem Essverhalten. Doch es handelt sich nicht einfach um Eindrücke, die Ihrer Fantasie entspringen. Ihre Wahrnehmungen sind real, und das, was Sie an den Nahrungsmitteln als angenehm oder unangenehm empfinden, existiert tatsächlich. Der Hypothalamus bestimmt die Intensität, in der Ihre Sinne geweckt werden, um Ihnen Lust auf Essen zu machen. Genauso bremst er Sie aber auch, je nach Ihren Bedürfnissen.

Manche Personen gestehen Ihre Gelüste nur verschämt ein, als ob es sich um eine Charakterschwäche handeln würde und nicht um ein ganz normales Phänomen.

Fallbeispiel: Geneviève H. vertraute mir an: »Ich bin von Natur aus ein Schleckermäulchen. Vor einiger Zeit genierte ich mich noch etwas, wenn mir ein Gericht im Restaurant wirklich Appetit machte. Ich fühlte mich schuldig, mich so an Zutaten zu erfreuen, deren Aussehen, Aroma und Geschmack mir das Wasser im Mund zusammenlaufen ließen. Ich hielt das für eine Schwäche von mir. Und ich war mir noch mehr böse darüber, dass ich mich so gehen ließ, je leerer mein Teller wurde. Ich empfand langsam eine Gleichgültigkeit, wenn nicht sogar einen Widerwillen gegen das Gericht,

das ich noch vor einigen Minuten so unbedingt gewollt hatte. Ich
schämte mich meiner Gefühle und dachte, sie seien Folgen meines
Essverhaltens, auf das ich wirklich nicht stolz sein sollte. Dadurch,
dass ich den Mechanismus von Hunger und Sättigung kennen lernte, habe ich verstanden, dass das alles ganz normal ist und dass
mein Organismus einwandfrei funktioniert. Meine Wahrnehmung
der Nahrungsmittel, die sich von Fall zu Fall angenehm oder unangenehm gestaltet, ist gesund. Sie erlaubt mir, gesünder zu essen
und besser mit dem Essen aufzuhören, wenn mein Magen voll ist.«

Wenn Störungen auftreten

Ihr Hypothalamus regelt normalerweise wirksam ihr instinktives Essverhalten. Sie essen das, was Sie brauchen, nicht
mehr und nicht weniger. Deshalb halten Sie Ihr Idealgewicht
ohne Probleme.

Doch oft werden die Dinge komplizierter. Plötzlich ist das
Essverhalten gestört: Man isst, was gerade kommt, ganz gleich
wie, und man stellt sehr schnell eine Gewichtszunahme fest.

Fallbeispiel: Sylvie D. wundert sich: »Ich kenne keine Sättigung.
Wenn ich erst einmal bei Tisch sitze, kann ich mich nicht mehr
bremsen. Ich kann drei, vier Scheiben Fleisch nehmen, dazu
Gemüse, dann Käse ... Ich esse den Teller immer leer. Ich esse
wirklich ohne Hunger, manchmal geschieht es, dass ich zweimal
zu Abend esse: einmal um 19 Uhr mit den Kindern und dann um
20 Uhr 30 mit meinem Mann.«

Weshalb lassen Sie Ihr Zentrum des Hungers und Ihr Zentrum
der Sättigung auf einmal zu viel, mittelmäßig oder verkehrt
essen?

Chaos bei Hunger und Sättigung

Der Hypothalamus ist über das Nervensystem mit Ihrer Psyche verbunden. Er empfängt und registriert alle Störungen psychischer Natur, selbst die winzigsten: ein Gefühl, eine Enttäuschung, eine Frustration, einen Augenblick der Müdigkeit, Schlafmangel, ein Gefühl der Einsamkeit, Stress usw.

Sie verstehen jetzt sicherlich, weshalb ein Zusammenhang zwischen der Arbeit Ihres nervlich-psychischen Systems und Ihrem Essverhalten besteht.

Fallbeispiel: Sophie D. erzählt: »Zu Beginn meiner zweiten Ehe hatte ich etwas Übergewicht. Ich war vierzig. Mein neues Leben gestaltete sich einige Jahre lang angenehm, und ich nahm langsam etwa 10 Kilogramm ab. Doch dann klappte unsere Beziehung nicht mehr richtig. Ich verstand mich überhaupt nicht mehr mit meinem Mann. Wir stritten uns immer häufiger. Ich war deprimiert. Wir hatten überhaupt keinen Draht mehr zueinander, und ich fühlte mich im Stich gelassen. In weniger als sechs Monaten nahm ich 20 Kilogramm zu. Ich fühlte mich den ganzen Tag total ausgehungert, und nur die Nahrung konnte meinen Schmerz lindern. Dann wurde mein Sohn ernsthaft krank. Das traf mich bis ins Mark, und ich nahm noch einmal 20 Kilogramm zu. Ich verstand und verstehe von dem Ganzen überhaupt nichts. Heute wiege ich 100 Kilogramm, und ich habe das dumpfe Gefühl, dass mein Gewicht vollständig von meinen Gefühlen abhängt.«

Der Fall von Sophie ist extrem: Die Eheprobleme, die Krankheit, das sind schwierige und ernste Lebensumstände, und es ist logisch, dass sie bedeutende Auswirkungen auf die Seele haben. Doch oft reicht schon ein kleines Ärgernis aus, um das Essverhalten völlig durcheinander zu bringen.

Fallbeispiel: Virginie R. gesteht mit Bedauern, dass sie überängstlich ist: »Wenn mein Freund mich nicht anruft, obwohl er versprochen hatte, es zu tun, ängstige ich mich sofort, ich denke immer ans Schlimmste ... Und dann habe ich das Bedürfnis, mich auf Schokolade zu stürzen.«

Wie Ihr Essverhalten durcheinander gerät

Das Ungleichgewicht in ihrem nervlich-psychischen System stresst, stört und erregt den Hypothalamus. Der Grund dafür ist einfach: Die psychologischen Informationen sind in die-

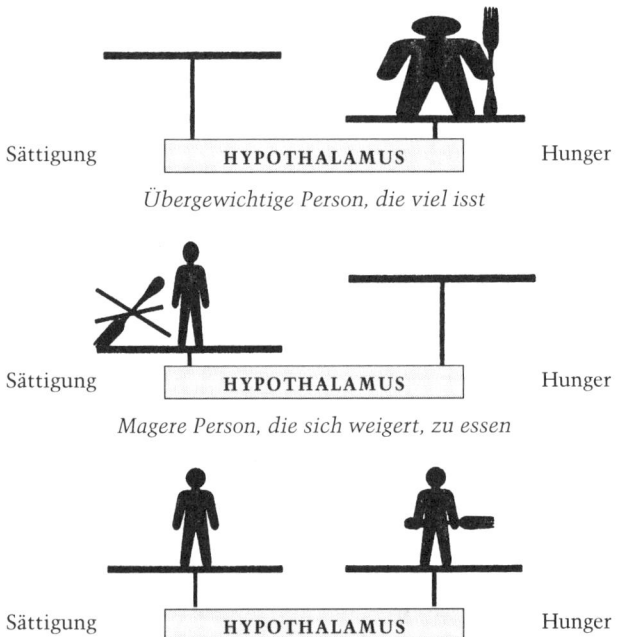

Sättigung   **HYPOTHALAMUS**   Hunger

Übergewichtige Person, die viel isst

Sättigung   **HYPOTHALAMUS**   Hunger

Magere Person, die sich weigert, zu essen

Sättigung   **HYPOTHALAMUS**   Hunger

Die Waage ist im Gleichgewicht, Hunger und Sättigung sind den tatsächlichen Bedürfnissen angepasst. Der schlanke Mensch hört zu essen auf, wenn es nötig ist.

sem Fall stärker als die Stoffwechselinformationen. Sie rufen eine Überaktivität eines der beiden Zentren – Hunger oder Sättigung – hervor, zum Nachteil des jeweils anderen. Die nervliche Waage des Essverhaltens ist also aus dem Gleichgewicht und neigt sich zur einen oder anderen Seite: zum Hunger oder zur Sättigung, abhängig von Ihrem Zustand und Ihrer Erbanlage.

Ihr Essverhalten ist durcheinander geraten. Wenn das Zentrum der Sättigung unnatürlich stimuliert wird, verlieren Sie den Appetit. Sie greifen also auf Ihre Fettreserven zurück, um Ihren Energiebedarf zu decken, und Sie nehmen ab.

Im Gegensatz dazu, essen Sie sehr viel, wenn das Zentrum des Hungers angeregt ist. Die überzähligen Kalorien, jene, die Ihr Organismus nicht zum Funktionieren braucht, werden in Fett umgewandelt: Sie nehmen zu.

Die Überaktivität des Hungerzentrums auf Kosten des Sättigungszentrums ist am häufigsten.

MERKE!

Die Gefühle des Hungers und der Sättigung werden vom Hypothalamus ausgelöst. Er bestimmt die Intensität:

- **der Stoffwechselinformationen, die den wirklichen Kalorienbedarf Ihres Organismus anzeigen,**
- **der psychischen und nervlichen Informationen, die Verbindung mit den Zentren für Hunger und Sättigung aufnehmen. Sie verändern das Essverhalten gemäß Kindheitserfahrungen, Gefühlen, Stress, Frustration, Angst usw.**

Ungleichgewicht *stört das Essverhalten*

Sie erinnern sich an die Geschichte von Céline M., der jungen Frau, die mich aufsuchte, um abzunehmen, und doch in erster Linie sprechen, sich entspannen und atmen wollte? Sie ken-

71

nen jetzt die wissenschaftliche Erklärung für ihr Verhalten: Da sie mit ihrem Leben unzufrieden war, gerieten ihr Nervensystem und ihre Seele aus dem Gleichgewicht. Das Ungleichgewicht störte ihr Essverhalten und hinderte sie daran, vernünftige Ernährungsregeln zu befolgen. Sie suchte bei mir nach einem Heilmittel, denn sie wusste in ihrem Unterbewusstsein, dass ihr Problem eher in ihrem Kopf als auf ihrem Teller angesiedelt war.

Sie können, wie ich, aus all dem schließen, dass eine Methode zum Schlankwerden, die dem nervlichen Ungleichgewicht im Essverhalten nicht Rechnung trägt, völlig überflüssig ist. Sie behandelt nicht die Ursache.

Sie werden die Funktionsweise Ihres Hypothalamus nicht dadurch ändern, dass Sie sich einige Wochen die Kartoffeln versagen.

Sie werden auch nicht den Stress Ihres Hungerzentrums dadurch verringern, dass Sie jeden Tag Rettich essen.

Es handelt sich nicht um einige Säckchen mit Proteinen oder Wunderkapseln zum Abnehmen, die Ihr Nervensystem und Ihre Seele wieder ins Gleichgewicht bringen.

Ohne Zweifel haben Sie erst einmal ein Ergebnis in der gewünschten Richtung – der Gewichtsabnahme. Aber das beruht nur darauf, dass Ihr Frust sich noch verstärkt und damit auch das Ungleichgewicht in Ihrer Psyche.

EXPERTENMEINUNG

Im Verlauf eines Gesprächs sagte mir Dr. Véronique Baumann, eine Homöopathin, die sich stark für das Phänomen des Übergewichts interessiert: »Die Dicken sterben nicht den Hungertod, sondern aus Mangel an Liebe! Aus diesem Grund sind die krassen Vorurteile, die in der modernen Gesellschaft den Dicken gegenüber herrschen, ungerecht. Die Dicken sind der Lie-

be wert, sie geben ihrerseits rückhaltlos Liebe, weil sie hoffen,
ein bisschen davon zurückzubekommen, aber sie werden allzu
oft enttäuscht. Ihr Feind ist der Stress, der durch das Ungleich-
gewicht der Gefühle, der Seele und der Nerven ausgelöst wird.
Dieser Stress führt im Organismus zu Kettenreaktionen: Er
bringt einerseits verstärktes Speichern von Wasser im Gewebe
mit sich und andererseits regt er den Verzehr von großen Men-
gen Nahrungsmitteln an, vor allem von Süßigkeiten. Das er-
klärt zum Teil, weshalb die Dicken immer weiter zunehmen.
Um meine Meinung noch zu erhärten, muss ich feststellen,
dass die Mehrzahl meiner Patienten im Urlaub abnimmt. Das
ist normal: Sie sind entspannt und schlafen gut. Die verschie-
denen Körpervorgänge sind daher besser reguliert, und der
Stress ist vergessen. Im Verlauf meiner Therapiegespräche bin
ich zu der Überzeugung gekommen, dass ein Mensch mit Ide-
algewicht ein Mensch ist, in dessen Kopf alles in Ordnung ist.«

Sie kennen jetzt im Großen und Ganzen die Ursache Ihrer
überschüssigen Kilos und haben wohl verstanden, dass Sie,
um abzunehmen, den Mechanismus von Hunger und Sättigung korrigieren und ins Gleichgewicht bringen müssen. Sie
werden dann ganz natürlich Ihr Essverhalten ändern und es an
Ihre tatsächlichen Bedürfnisse anpassen. Sie werden Schluss
machen mit den überzähligen Kalorien, die Ihrer Linie und Ihrer Gesundheit schaden. Sie werden nur noch die Kalorien aufnehmen, die dem guten Funktionieren Ihres Organismus dienen.

Dieses Mal werden Sie Erfolg haben, dafür verbürge ich
mich!

Die zwölf Symptome für eine Störung des Hungerzentrums

Ihr Hungerzentrum ist im Verhältnis zum Sättigungszentrum in Überaktivität. Sie nehmen zu. Dies sind die Tatsachen. Jetzt müssen Sie die Auswirkungen des Ungleichgewichts Ihres Essverhaltens erkennen, dazu die Anzeichen, dass der Mechanismus von Hunger und Sättigung gestört ist.

Hier sind die zwölf Symptome, die Ihr Essverhalten beschreiben, in Form eines kleinen Tests:

Kreuzen Sie bitte ja oder nein an. Lesen Sie aber immer zuvor die Erläuterungen, die bei den Fragen stehen.

1. **Ist Ihre Atmung vor der Mahlzeit beschleunigt? Gähnen Sie?** ❑ ja ❑ nein
   Durch tiefes, ruhiges Atmen können Sie Ihr Hungergefühl verringern. Trifft dies auf Sie zu?

2. **Sind Ihre Sinne hellwach?** ❑ ja ❑ nein
   Sie sind besonders empfänglich für den Anblick, Geruch oder Geschmack von Speisen. Ihre Wahrnehmung löst einen verstärkten Speichelfluss aus, manchmal schon, bevor Sie die Speisen zum Mund führen.

3. **Haben Sie ein übermächtiges Verlangen zu essen?** ❑ ja ❑ nein
   Sie können sich nur schwer zurückhalten und würden sich am liebsten auf die Gerichte stürzen.

4. **Haben Sie besonders großen Appetit auf fette und süße Lebensmittel?** ❑ ja ❑ nein
   Diese Nahrungsmittel sind schlecht für Sie, weil sie sehr kalorienreich sind und nur wenig zur Sättigung beitragen; das heißt, Sie haben eigentlich immer noch Hunger. Sie müssen eine große Menge davon verzehren, um satt zu

werden. Das ist bei proteinreichen Nahrungsmitteln, deren Sättigungskraft groß ist, nicht der Fall, also zum Beispiel bei Fleisch, Fisch, Eiern, Milchprodukten und Hülsenfrüchten. Hüten Sie sich aber vor diesen Lebensmitteln, wenn Sie zu dick sind; bevorzugen Sie beispielsweise weißes Fleisch gegenüber rotem Fleisch.

Anmerkung zur Symptom-Frage 4: Die Feststellungen, die Sie gerade gelesen haben, ergaben sich in meiner beruflichen Praxis und wurden durch eine aktuelle wissenschaftliche Veröffentlichung bestätigt: »Heute besteht Übereinstimmung, dass Proteine die stärkste, Fette die geringste Sättigungskraft besitzen. Dazwischen liegen die Kohlenhydrate (Zucker). Forschungen haben bewiesen, dass im Vergleich zu den schlanksten Menschen die dicksten eine Ernährung zu sich nehmen, die reicher an Fetten ist ... Wahrscheinlich ist die Vorliebe für Fette nicht angeboren, doch das Thema wird untersucht ... Die Vorliebe der Dicken für fettreiche Nahrung wurde bestätigt.« (aus: Bernard Messing: La masse grasse – aspects physiopathologiques, éd. Arnette Blackwell, 1998).

5. **Schenken Sie den Nahrungsmitteln,**
   die Sie verzehren,
   keine Aufmerksamkeit?   ❏ ja   ❏ nein

Sie vergessen, sie zu riechen, zu schmecken und zu kauen. Ihr Essen kommt also »unbearbeitet« in Ihrem Magen an, das heißt, es ist nicht genügend zerkleinert und nicht von Speichel umhüllt. Das erschwert die Arbeit Ihres Verdauungssystems beträchtlich: Es ist schlecht auf seine Rolle vorbereitet, weil es über die aufgenommene Nahrung keine Informationen vom Gesichts-, Geruchs- und Geschmackssinn bekommen hat. Keine Nachricht ist rechtzeitig bei ihm eingetroffen.

6. **Nehmen sich mehrere Male
»Nachschlag«?** ❏ ja ❏ nein

Sie können sich in Bezug auf Nahrung nicht bremsen.
Wenn Sie sich das erste Mal bedienen, sollten Sie sich die
Zeit nehmen und Ihren vollen Teller betrachten, den Duft
des Gerichts aufnehmen und Ihrem Gehirn erlauben, Ihr
Sättigungszentrum etwas genauer über Menge und Art der
Nahrung, die Sie aufnehmen werden, zu informieren. Dadurch würde die Aktivität des Hungerzentrums verringert.

7. **Essen Sie zu schnell?** ❏ ja ❏ nein

Wenn Sie Ihren Magen füllen, brauchen die entsprechenden Rezeptoren wenigstens fünf Minuten, um das Gehirn
über die Sättigung zu informieren. Ist der Magen entsprechend gefüllt, löst der Hypothalamus das Sättigungsgefühl aus, um die Nahrungsaufnahme zu verlangsamen.
Doch Sie verschlingen alles innerhalb von fünf Minuten –
selbst wenn Sie dabei das Stadium der Sättigung weit
überschreiten! Bis die Nachricht »satt« in Ihrem Gehirn
landet, ist schon alles zu spät: Sie haben viel mehr gegessen, als Ihr Körper tatsächlich braucht.

8. **Nehmen Sie Ihre Mahlzeiten
in Unruhe ein?** ❏ ja ❏ nein

Während Sie essen, schauen Sie Fernsehen, hören Radio,
lesen anstrengende Neuigkeiten oder diskutieren hitzig.
Sie essen im Stehen oder sitzen weniger als zwanzig Minuten am Esstisch. Diese Form der Nahrungsaufnahme
bringt Ihr vegetatives Nervensystem in Unordnung. Es ist
für die Verdauungstätigkeit zuständig und braucht Ruhe,
um wirksam arbeiten zu können.

9. **Ist Ihre Verdauung schlecht?** ❏ ja ❏ nein

Sie leiden unter Blähungen, Schluckauf, Verstopfung,
Durchfall, Darmentzündung, Völlegefühl oder Ähnlichem.

10. **Haben Sie schon kurz nach der Mahlzeit wieder Hunger?** ❏ ja ❏ nein

Ihr Verdauungssystem und Ihr Nervensystem sind verwirrt: Die Nahrungsmittel werden schlecht aufgenommen und schlecht ausgeschieden. Die Stoffwechselinformationen, die Ihrem Hypothalamus den wirklichen Kalorienvorrat anzeigen, sind nicht klar. Ihr Sättigungszentrum erhält nicht die tatsächlichen Werte, die Sie verzehrt haben, und erkennt nicht, dass Sie zu viele Kalorien aufgenommen haben.

11. **Essen Sie »irgendwann«?** ❏ ja ❏ nein

Sie missachten die Regel, die besagt, dass man täglich drei vollständige Mahlzeiten zu bestimmten Zeiten einnehmen sollte. Das trägt dazu bei, Ihr Verdauungssystem und Ihr vegetatives Nervensystem noch stärker zu verwirren.

12. **Nehmen Sie zu oft einen – verkehrten – Snack?** ❏ ja ❏ nein

Sie essen zu oft zwischen den Mahlzeiten. Dabei wählen Sie mit Vorliebe Süßigkeiten, Kuchen, Gebäck oder Ähnliches – also meist Fettes und Süßes. Beides ist Gift für Ihre Linie! Auf Obst oder fettarme Proteine, die Ihnen wirklich gut tun würden, haben Sie weniger Appetit.

Auswertung: Sie haben bei den meisten der zwölf Symptome mit einem Ja geantwortet? Ihr Mechanismus von Hunger und Sättigung ist gestört. Die Waage Ihres Essverhaltens ist aus dem Gleichgewicht; sie neigt sich zur Seite des Hungerzentrums auf Kosten des Sättigungszentrums. Je öfter Sie Ja angekreuzt haben, desto stärker ist das der Fall.

Das ist Ihr Problem: Trotz der Kenntnis der Ernährungsregeln schaffen Sie es nicht, abzunehmen oder wenigstens das erreichte Gewicht zu halten. Trotz Ihres guten Willens gelingt es Ihnen nicht, sich nach Ihrem wirklichen Bedarf zu ernähren. Sie essen nicht, um abzunehmen oder Ihr Idealgewicht zu halten. Sie essen, um zuzunehmen – ohne es zu wollen, ohne sich dessen bewusst zu sein.

Schlussfolgerung: Sie haben mit dem obigen Test sich selbst vor Augen geführt, woran bis heute die verschiedenen Methoden zum Schlankwerden, die Sie ausprobiert haben, gescheitert sind. Sie sind also in den Startlöchern, um dauerhaft abzunehmen.

4 Die Biorhythmen: das Geheimnis des Schlankseins

> »Ein jegliches hat seine Zeit, und alles Vornehmen
> unter dem Himmel hat seine Stunde. Geboren werden
> und sterben, pflanzen und ausrotten, was gepflanzt
> ist, würgen und heilen, brechen und bauen, weinen
> und lachen, klagen und tanzen, Steine zerstreuen und
> Steine sammeln, herzen und ferne sein von Herzen,
> suchen und verlieren, behalten und wegwerfen, zer-
> reißen und zunähen, schweigen und reden, lieben und
> hassen, Streit und Friede hat seine Zeit.«
> *Bibel, Prediger Salomo, 3,1–8 (Luther-Übersetzung)*

Sie haben es auch schon festgestellt, dass die Natur gewissen
Rhtythmen unterliegt:

- dem Tag und der Nacht,
- dem Mondzyklus von 28 Tagen,
- den vier Jahreszeiten,
- dem Kreislauf der Erde um die Sonne in einem Jahr,
- den Wachtumsperioden der Pflanzenwelt: Die Blätter sterben im Herbst ab und sprießen im Frühjahr wieder neu.

Natürliche Rhythmen und Zyklen

Dank der Chronobiologie, einem Wissenschaftsbereich, der
sich unter anderem mit den biologischen Rhythmen der Lebe-
wesen befasst, hat man entdeckt, dass »... die Rhythmisierung
sich als grundlegende Eigenschaft allen Lebens bestätigt: jeder
Körpervorgang stellt eine periodische, regelmäßige und vor-

hersehbare Variante dar.« (Abrégé de neuro-psycho-physiologie, Bd. 2: Comportement, von Nicole Boisacq-Schepens und Marc Crommelinck, éd. Masson, 1996)

Seit Urzeiten weiß man, dass der menschliche Organismus natürlichen Rhythmen und Zyklen unterliegt: Der Wechsel von Schlafen und Wachen und der Menstruationszyklus der Frau sind die offensichtlichsten Beispiele dafür.

Doch die Chronobiologie hat auch versteckte biologische Rhythmen zu Tage gefördert:

- die regelmäßigen Schwankungen der Körpertemperatur,
- die Ausschüttung von Hormonen zu ganz bestimmten Zeiten,
- das Auftreten von Schläfrigkeits-Höhepunkten zwischen 2 und 5 Uhr und zwischen 13 und 15 Uhr.

Diese Biorhythmen werden von inneren Uhren bestimmt, die Ihren Zellen anzeigen, dass es Zeit ist, diese oder jene Funktion durchzuführen.

AUS DER FORSCHUNG

Man hat festgestellt, dass Höhlenforscher, die sich freiwillig in einer Höhle einschließen ließen und weder Tageslicht noch Uhr hatten, einen regelmäßigen Schlaf-Wach-Rhythmus fanden. Es ist interessant, dass ihr Zyklus sich innerhalb von 25 Stunden abspielte.

Wie uns die Bibel weise lehrt, gibt es für alles eine Zeit. Dank der Chronobiologie können wir sogar – wissenschaftlich bewiesen – hinzufügen: Es gibt eine Zeit zum Essen und eine Zeit zum Verdauen, eine Zeit zum Schlafen und eine Zeit zum Wachsein, eine Zeit zum Handeln und eine Zeit zum Ausruhen.

Jeder hat seine Biorhythmen

Unsere Biorhythmen sind ein fester Bestandteil unserer Konstitution. Neugeborene kommen mit ihrem eigenen Schlaf-Wach-Rhythmus zur Welt. Mütter kennen das gut: Manche Säuglinge wachen nachts auf und wollen trinken, andere schlafen vom ersten Tag an durch. Dann nehmen beide »Typen« langsam ihren eigenen Rhythmus an: Zu fast regelmäßigen Zeiten schlafen sie oder verlangen nach Nahrung. Das Kleinkind hört spontan auf seine Biorhythmen, da es die gesellschaftlichen Zwänge noch nicht kennt. Doch der Erwachsene, der durch seine Umgebung bestimmt ist, vergisst fast die Sprache seines eigenen Körpers.

Wie steht es mit Ihren Biorhythmen?

Erlaubt Ihnen Ihr Tagesplan, in Harmonie mit Ihrem Biorhythmus zu leben? Ich weiß aus Erfahrung, dass das nicht so ist.

Die heutige Lebensweise mit ihrem täglichen Maß an Nervenanspannung, Stress und Müdigkeit hindert Sie daran, Ihre Biorhythmen zu registrieren und zerstört sie so. Doch sie sind ohne Zweifel für das gute Funktionieren Ihres Organismus unentbehrlich. Sie ermöglichen es Ihnen, gut zu schlafen, wach zu sein, gute Laune zu haben, nach Bedarf zu essen, Energie zu haben und Ihr Nervensystem in Harmonie zu bringen und zu halten.

Wir haben nicht alle die gleichen Biorhythmen, jeder von uns hat seine eigene innere Uhr beziehungsweise Uhren. Trotzdem sind die Unterschiede von einem Menschen zum nächsten nicht besonders gravierend.

Die Biorhythmen hängen von Ihrem Naturell ab und lassen sich wissenschaftlich erklären.

- *Sie sind Nachtmensch:* Ihre Körpertemperatur verringert sich später am Tag.
- *Sie sind Morgenmensch:* Ihre Körpertemperatur steigt früher am Tag an.
- *Das gilt für alle:* Zu manchen Stunden sind wir energiegeladen und zu anderen überfällt uns Müdigkeit: Die Hormonausschüttung im Körper reguliert den Zuckerspiegel und entscheidet so über den Grad an Aktivität und Wachheit.
- *Anpassung:* Wir sind unterschiedlich stark anpassungsfähig: Manche Menschen gewöhnen sich rasch an Veränderungen im Rhythmus, andere fühlen sich tagelang aus dem Konzept gebracht. Dieses Phänomen lässt sich gut beobachten, wenn die Uhrzeit von Sommer auf Winter oder umgekehrt umgestellt wird. Die einen haben gar kein Problem mit der Zeitumstellung, die anderen kommen erst nach einer Woche wieder zurecht.

Biorhythmen und gesellschaftliches Leben

Wie lässt sich das vereinen? Die meiste Zeit sind wir gezwungen, uns einem gesellschaftlichen und beruflichen Leben anzupassen, das uns seine Zeitpläne aufzwingt. Ihr Arbeitgeber fragt bestimmt nicht danach, ob Sie morgens in Form sind. Sie müssen sich den Rhythmen des Unternehmens anpassen.

Im Allgemeinen haben Sie keine Probleme, sich ans frühe Aufstehen zu gewöhnen, selbst wenn Sie eigentlich gern lang im Bett bleiben. Sicher sind Sie um acht Uhr morgens nicht in Hochform, doch es geht einigermaßen.

Es gibt immer die Ausnahme von der Regel: Ich habe Patienten, bei denen der Biorhythmus das tägliche Leben ziemlich durcheinander bringt.

Fallbeispiel: Sabrina A. ist Universitätsprofessorin. Sie erzählte mir: »Ich kann einfach nicht vor 10 Uhr aufstehen. Es ist unmöglich. Letztendlich – na ja. Manchmal muss ich es tun, wenn Examen um acht Uhr beginnen. Aber das ist für mich die reinste Qual. Ich stehe mit schrecklichen Kopfschmerzen und Übelkeit auf. Dann komme ich völlig erschöpft in der Uni an. Ich schleppe mich durch den ganzen Morgen. Doch um 23 Uhr bin ich in Hochform: Ich kann ein Seminar vorbereiten oder bis 2 Uhr morgens ohne die geringsten Probleme Arbeiten korrigieren.«

Der Fall von Sabrina ist ziemlich extrem, und sie hat Glück, dass sie sich die meiste Zeit ihren besonders schwierigen Biorhythmen anpassen kann.

Lassen Biorhthymen sich umstellen?

Können Sie den Ablauf Ihrer inneren Uhren umstellen und Ihre Biorhythmen ändern? Ja und nein. Ihr Wille und äußere Informationen wie Helligkeit, Lärm und Temperatur können Ihre innere Uhr etwas beeinflussen und Ihre Biorhythmen umstellen. Doch das ist nur in sehr engen Grenzen möglich. Beispielsweise könnte ein Nachtarbeiter, selbst mit einiger Gewöhnung, keine normalen Schlaf-Wach-Zyklen haben. Er würde immer etwas weniger gut schlafen und wäre nie ganz und gar hellwach.

Sie unterliegen das ganze Jahr den Zwängen Ihrer Verpflichtungen? Nützen Sie Ihren Urlaub, um Ihre Biorhythmen wiederzufinden und in Harmonie mit ihnen zu leben. Machen Sie wenigstens aus Ihrer Freizeit kein Marathonunternehmen.

Fallbeispiel: Bertrand B. ist Geschäftsmann mit einem übervollen Terminkalender. Er hat nur selten Urlaub, also möchte er nicht eine Minute davon vergeuden. Im Winter fährt er in die Berge. Da er das Skilaufen liebt, ist er schon frühmorgens auf den Pisten und kehrt erst bei Einbruch der Dunkelheit völlig erschöpft zurück. Er will nichts von den Biorhythmen hören: »Mein Organismus muss sich dem anpassen, was ich will.« Bertrand klagt häufig über Allergien, Schlaflosigkeit und vieles mehr. Ist das ein Wunder, wenn der Geist solchen Druck auf den Körper ausübt?

Passen Sie sich Ihren Biorhythmen an!

Um ganz fit zu sein, um Ihr Essverhalten zu verbessern, ist es sinnvoller, wenn Sie sich an Ihre Biorhythmen anpassen, als sie ändern zu wollen. Unmöglich, sagen Sie? Nicht ganz. Natürlich, auch wenn Sie ein Morgenmuffel sind, kann ich Ihnen nicht empfehlen, am Vormittag im Büro ein Schläfchen zu halten. Doch ich kann Ihnen raten, sich einige Sekunden oder eine Minute wirkungsvoll zu entspannen, um Ihre Batterien nachzuladen.

Lernen Ihre Biorhythmen zu respektieren, heißt zunächst sie zu entdecken. Wenn Sie Ihre ureigenen Rhythmen kennen gelernt haben, können Sie diese besser respektieren – im Rahmen Ihrer Möglichkeiten –, Überanstrengung vermeiden und sich Momente der Ruhe verschaffen, wenn Ihr Organismus sie am nötigsten braucht. So werden Sie ruhiger, und Ihr Nervensystem hat keinen schädlichen Einfluss mehr auf Ihren Hypothalamus – und Sie nehmen ab.

Entdecken Sie Ihre Biorhythmen

Um Ihre eigenen Rhythmen zu beobachten, müssen Sie lernen auf Ihren Körper zu hören. Verwenden Sie dafür das folgende Muster für ein Tagebuch, das speziell für Sie erstellt wurde. Führen Sie eine volle Woche Buch. Dieser Zeitraum ist im Allgemeinen ausreichend, um Ihre Rhythmen zu erkennen. Das Tagebuch umfasst den Zeitraum von 6 Uhr morgens bis 2 Uhr nachts, damit es sowohl Morgen- als auch Abendmenschen nützt. Es genügt, wenn Sie Ihre Bewertungen mehrmals täglich eintragen.

- In der Spalte »**Mein Wachheitsgrad**« wählen Sie zwischen:
  Ich schlafe.
  Ich döse.
  Ich bin durchschnittlich wach.
  Ich bin sehr wach.
- In der Spalte »**Meine Stimmung**« wählen Sie zwischen:
  Ich habe schlechte Laune.
  Ich bin neutral.
  Ich habe gute Laune.
  Ich bin euphorisch.
- In der Spalte »**Mein Stressniveau**« wählen Sie zwischen:
  Ich bin sehr entspannt.
  Ich bin ruhig.
  Ich bin gestresst.
  Ich bin sehr gestresst.
- In der Spalte »**Mein Appetit**« wählen Sie zwischen:
  Ich habe keinen Hunger.
  Ich habe etwas Hunger.
  Ich habe Hunger.
  Ich verhungere.

Tragen Sie jeden Tag Ihre Antworten in die Spalten des Tagebuchs ein. Dann vergleichen Sie Ihre Notizen. So können Sie Ihre Zyklen und Biorhythmen herausfinden.

Die Jahreszeiten ändern die Biorhythmen. Machen Sie diesen Test zu Beginn jeder Jahreszeit. So entdecken Sie sehr wertvolle Informationen über Ihren inneren Mechanismus, und Sie können die Stunden, in denen Sie in Hochform sind, günstig in Ihrer Arbeit und Freizeit einsetzen.

	Mein Wachheitsgrad	Meine Stimmung	Mein Stressniveau	Mein Appetit
6 Uhr				
7 Uhr				
8 Uhr				
9 Uhr				
10 Uhr				
11 Uhr				
12 Uhr				
13 Uhr				
14 Uhr				
15 Uhr				
16 Uhr				
17 Uhr				
18 Uhr				
19 Uhr				
20 Uhr				
21 Uhr				
22 Uhr				
23 Uhr				
24 Uhr				
1 Uhr				
2 Uhr				

Lassen Sie Ihr Gehirn atmen

Das Gleichgewicht Ihres nervlich-psychischen Systems ist labil. Seine Harmonie wird fortwährend durch Nervenanspannungen, Müdigkeit, Stress und Überbeanspruchung gestört, die Begleiterscheinungen der modernen Lebensweise.

Der Wechsel zwischen Schlaf und Wachsein, der unerlässlich für eine gute Gesundheit ist, wird nicht immer respektiert. Wachsein ist zu häufig ein Synomym für Überaktivität, um nicht zu sagen Aufregung. Sie ruhen sich nicht genug aus. Der Biorhythmus Ihres Gehirns ist deshalb durcheinander.

Man kann Ihr Gehirn mit einem Elektrizitätswerk vergleichen, in dem die Nerven elektrische Drähte sind. Durch diese Drähte verläuft der Strom: der Nervenimpuls.

Beta-Rhythmus: Wenn Sie wach und voller Aktivität sind, fließt durch die elektrischen Drähte Ihres Gehirns ein starker Strom: Das ist der Beta-Rhythmus.

Alpha-Rhythmus: Wenn Sie ruhen, arbeitet Ihr Gehirn mit einem wesentlich schwächeren Strom: Das ist der Alpha-Rhythmus. Dieser entspricht einem Zustand der Tiefenentspannung, der von leichter Schläfrigkeit bis zum Schlaf reicht. Man nennt diesen Zustand auch Halbschlaf.

Wichtig: Der regelmäßige Wechsel von Alpha und Beta garantiert das gute Funktionieren des Nervensystems.

Gestörter Rhythmuswechsel

Wenn Ihr Gehirn die meiste Zeit im Beta-Rhythmus funktioniert, das heißt in einem Zustand von Wachheit und Aufregung, sind Ihr Nervensystem und Ihre Psyche gestört.

Die Erklärung ist einfach: Wenn Sie Ihrem Gehirn nicht die Möglichkeit geben, seine Tätigkeit zu verlangsamen und in den Alpha-Rhythmus zu gehen, respektieren Sie Ihren Biorhythmus nicht. Das ist ein bisschen so, als ob Sie nicht normal atmen würden.

Wenn Ihr nervlich-psychisches System zu oft im Beta-Rhythmus gestresst wird, lädt es seinen Stress auf die verschiedenen Körperfunktionen ab. Eines der Hauptziele ist das Zentrum des Essverhaltens: der Hypothalamus. Es kommt dann zur Überaktivität des Hungerzentrums auf Kosten des Sättigungszentrums – und so steigt das Gewicht.

Harmonischer Rhythmuswechsel

Wie funktionieren Beta- und Alpha-Phasen im harmonischen Wechsel? Wie können Sie Ihr Nervensystem und Ihre Psyche ins Gleichgewicht bringen?

Sicher, Sie könnten Nervenanspannungen, Müdigkeit, Angst, Deprimiertheit, Einsamkeit, Überanstrengung beiseite schaffen, Ihre Gewohnheiten aus der Kindheit vergessen usw. Kurz, Sie könnten Ihr Leben ändern! Doch das ist unmöglich.

Wenn Sie Ihre Lebensweise beibehalten und trotzdem das Gleichgewicht erreichen möchten, folgen Sie meiner Methode, die sich auf neue medizinische Forschungen und die täglichen Erfahrungen in meiner Praxis gründet.

Um Ihr Nervensystem in Momenten der Anspannung zu entlasten, müssen Sie den Beta-Rhythmus unterbrechen und lernen, sich in den Alpha-Rhythmus fallen zu lassen. Das heißt, dass Sie sich ganz nach Bedarf ausklinken und ausruhen können. Wenn dann Ihre Psyche im Gleichgewicht ist, können Sie Ihrem Hunger gemäß essen.

Sie sehen, abnehmen ohne sich anzustrengen, ist möglich! Einen Teil des Rüstzeugs haben Sie jetzt schon in der Hand:

- Sie haben Ihr Essverhalten entschlüsselt.
- Sie haben den Mechanismus von Hunger und Sättigung kennen gelernt.
- Sie wissen, dass Ihr Nervensystem und Ihre Psyche dieses System in Unordnung bringen.
- Sie kennen die zwölf Symptome, wenn Ihr Hungerzentrum überaktiv ist.
- Sie haben Ihre Biorhythmen entdeckt: vor allem jene des Wachheitsgrades, der Stimmung, des Stressniveaus und des Appetits.
- Sie haben gelernt, dass die Alpha-Wellen für das Gleichgewicht Ihres nervlich-psychischen Systems unentbehrlich sind.

Sie können sich jetzt bewusst werden, wann Ihr nervlich-psychisches System eine Portion Alpha-Wellen nötig hat, um sich zu erholen und die Spannungen zu lösen. Sie werden lernen, dies im Alltag anzuwenden.

Dies ist der Augenblick, um Sie zu ermutigen: Seien Sie optimistisch, denn Sie haben schon große Fortschritte gemacht. Sie sind eine neue Persönlichkeit.

Durch all die Erkenntnisse über sich selbst haben Sie sich verändert und werden nie wieder ganz so sein wie zuvor. Sie sind dabei, Ihr Leben in die Hand zu nehmen und ein für allemal Ihre Idealfigur zu erreichen.

5 Schlafen, um abzunehmen

> »Alles, was die Gesundheit verbessert, verbessert
> auch den Schlaf. Genauso gilt: Alles was den Schlaf
> verbessert, verbessert auch die Gesundheit.«
> *Pierre Fluchaire*, 1989

Schlank im Schlaf! Sie haben Schwierigkeiten, das zu glauben, und Sie fragen sich, weshalb bisher noch niemand darauf gekommen ist.

Die Entdeckung, die alles verändert hat

Einige anerkannte Ernährungswissenschaftler haben der Entspannung, der Ruhe und der allgemeinen Ausgeglichenheit einen wichtigen Platz innerhalb der Abnahmeprogramme Ihrer Patienten eingeräumt.

Das berühmte Team von Professor Creff an der Klinik Saint-Michel in Paris setzte sich aus Therapeuten zusammen, die auch Entspannungstherapien einsetzten. Die Ernährungsberatungen waren mit Terminen gekoppelt, bei denen körperliche Entspannung und Schlaf gelehrt wurden.

Doch das waren Pioniere, deren Erkenntnisse erst einmal im Sand verliefen:

- Die meisten ihrer Berufskollegen setzten die Ernährungswissenschaft über das allgemeine Gleichgewicht, als ob die Körperfunktionen unabhängig voneinander wären und nicht eine Einheit in unserem Körper bestünde.

• Die Kenntnisse der Physiologie ließen es zu jener Zeit noch nicht zu, eine Verbindung zwischen Ruhe und Gewichtsabnahme herzustellen. Das Fehlen wissenschaftlicher Beweise hielt die Spezialisten davon ab, diesen Weg weiterzuverfolgen.

Was neueste Forschungen bestätigen

Die jüngsten Forschungen zu Essverhalten und Körperfett haben die alten Vorstellungen auf den Kopf gestellt. Sie verdeutlichen, was ich in meiner Praxis schon lange festgestellt hatte: Ruhe ermöglicht es, besser zu essen und dabei abzunehmen.

Ihr Hungerzentrum ist überaktiv: Sie legen an Gewicht zu, weil Ihr Essverhalten unangepasst ist. Sie nehmen im Vergleich zu Ihrem Energieverbrauch zu viele Kalorien auf – vor allem in Form von Zucker und Fetten. Diese überzähligen Kalorien verwandeln sich in Körperfett und in überschüssige Kilos.

Die Ursache der Störungen: Das ist Ihre Lebensweise: Sie achten nicht auf Ihre Biorhythmen, Ihr Gehirn arbeitet zu oft im Beta-Rhythmus, das heißt im Zustand des Hellwachseins. Das bringt Ihr Essverhalten durcheinander. Sie kennen ja inzwischen die anatomischen Verbindungen, die zwischen Ihrem Nervensystem und dem Hunger- und Sättigungszentrum bestehen. Wenn Ihr nervlich-psychisches System Alpha-Wellen an Ihr Gehirn sendet, das heißt, wenn Sie ruhen, beruhigt es sich und stört den Hypothalamus nicht mehr mit alarmierenden Informationen über Ihre Müdigkeit und Ihren Stress. Sie können so die Waage zwischen Hunger und Sättigung wieder ins Gleichgewicht bringen, die für Ihr Essverhalten verantwortlich ist.

Warum Schlaf schlank macht

Was passiert in Ihrem Gehirn, wenn Sie in den Alpha-Rhythmus eintauchen? Können Ruhe und Schlaf wirklich das Essverhalten ändern und eine Gewichtsabnahme bewirken?

Wie soll man wissen, ob die Beobachtungen, die ich bei meinen Patienten angestellt habe, nicht zufällig sind? Hier sind die Ergebnisse der medizinischen Forschung dazu.

Wenn Ihr Gehirn im Alpha-Rhythmus arbeitet, sind Sie im Halbschlaf. Erinnern Sie sich, dass dieser Zustand von der Schläfrigkeit bis zum Einschlafen reicht? Ihr Ruhezentrum wird also aktiviert. Dieses Zentrum im Hypothalamus ist identisch mit dem der Sättigung!

EXPERTENMEINUNG

Nicole Boisacq und Marc Crommelinck berichten 1996 in einem Fachbeitrag: »Die elektrische Stimulierung des entsprechenden Zentrums im Hypothalamus ruft ebenfalls Schlaf hervor, eine Tatsache, die umso interessanter ist, weil diese Struktur eine wichtige Rolle beim Auslösen des Sättigungsgefühls und bei der Aufrechterhaltung einer hohen emotionalen Reizschwelle (man ist weniger leicht berührt) spielt.«

Die Stimulierung des Hypothalamus bewirkt:
- Das Auslösen der Sättigung.
- Eine Veränderung der Wahrnehmung: Man findet wieder zum wahren Hunger statt zum kompensatorischen Hunger.
- Eine positive Veränderung des Essverhaltens: Einnahme der Mahlzeiten zu bestimmten Zeiten, in Ruhe im Sitzen, anstatt hastiger Imbisse in Unruhe.
- Das Auslösen des Schlafes.
- Eine verstärkte Ausschüttung von Serotonin, des Glücks- und Schlafhormons.

- Eine Verringerung der Gefühle.
- Die Freisetzung von Blutfetten aus dem Fettgewebe, dank des Hungerreflexes: Ihre Fettreserven schmelzen.
- Die Freisetzung des Wachstumshormons STH (somatotropes Hormon), das im Tiefschlaf verstärkt ausgeschüttet wird. Dieses Hormon lässt die Fettreserven schmelzen, es repariert auch Gewebe.

Diese Forschungergebnisse erklären, was ich oft festgestellt habe: Wer schlecht schläft, ernährt sich schlecht, und wer sich schlecht ernährt, schläft schlecht. Die Sättigung und der Schlaf funktionieren gemeinsam. Die Gesundheit des einen ist eng mit dem anderen verbunden.

> **MERKE!**
>
> **Das Essverhalten und das Abnehmen werden vom gleichen Gehirnzentrum aus gesteuert wie die Ruhe, das Wohlbefinden und der Schlaf: es liegt vorne im Hypothalamus.**

Wie Schlaf schlank macht

Die gerade beschriebenen Tatsachen haben die Welt der Ernährungswissenschaft auf den Kopf gestellt. Große Budgets werden heute zur Verfügung gestellt, um Forschungen zum Stoffwechsel während des Schlafs durchzuführen. Die Aufmerksamkeit richtet sich immer mehr auf den Zusammenhang zwischen Idealgewicht und idealem Schlaf.

Die klinischen Beobachtungen sind oft überzeugend, und man wartet nur noch auf die endgültige wissenschaftliche Untermauerung, um diese Entdeckung als eine der größten der letzten Jahre zu feiern.

Schlafen, um abzunehmen, das heißt das Zentrum im Hypothalamus zu stimulieren, um gleichzeitig Schlaf, Ruhe, Sättigung und Abnehmen in Gang zu setzen, das bedeutet, das Sättigungszentrum mit dem Schlaf zu wecken und das Hungerzentrum mit der Ruhe einzuschläfern. Aber deswegen müssen Kandidaten für die Schlankheit keineswegs zwanzig Stunden am Tag schlafen.

Schlafen, um abzunehmen, bedeutet in der Nacht schlafen und tagsüber an strategischen Momenten zu ruhen, um:

- Ihr Nervensystem und Ihre Psyche neu aufzubauen, die Ursache der Störung des Essverhaltens sind,
- von den direkten Vorteilen des Schlafs für das Abnehmen zu profitieren.

Fallbeispiel: Jérôme M.: »Jahrelang war mein berufliches Leben voller Stress. Ich schlief nachts nicht lange genug und tagsüber kam ich nicht eine Minute zum Schnaufen. Um durchzuhalten, aß ich irgendwann irgendetwas. Ich hatte schreckliche Anfälle von Heißhunger, die ich durch Snacks linderte. In der Kantine und zu Hause hatte ich die Angewohnheit, meine Mahlzeiten so rasch wie möglich einzunehmen. Mehrmals die Woche hieß das Menü Steak mit Pommes frites und Kaffee. Ich nahm innerhalb von zwei Jahren 10 Kilogramm zu. Eines Tages ging es mir nicht gut: Überarbeitung, stellte mein Arzt fest, der mir auch sagte, dass mein Cholesterinspiegel zu hoch war. Die Alarmglocke hatte geläutet. Ich beschloss also, mein Leben zu ändern. Meine gesundheitlichen Beschwerden beunruhigten mich, und meine Partnerin warf mir vor, immer weniger verführerisch zu sein. Ich lernte also, den Stress durch Entspannung im Büro besser in den Griff zu bekommen, dabei half mir das Absinken in den Alpha-Rhythmus. Außerdem verwandte ich große Mühe darauf, wieder gut zu schlafen. In mein Leben kehrte Gleichgewicht ein, und mein Essverhalten besserte sich rasch. Ich nahm die überschüssigen 10 Kilo in weniger als sechs Monaten ab.«

Im Schlaf schlank zu werden, ist für alle möglich, ganz egal, wo Sie sich gerade aufhalten. Sie müssen dazu nicht zu Hause im Bett liegen, sondern es funktioniert z. B. sogar im Büro.

Die sieben Strategien zum Schlankwerden

Wie können Sie Ihren Schlaf optimieren, um schlank zu werden? Wie entspannen Sie sich tagsüber, um von den Vorteilen der Ruhe zu profitieren? Indem Sie den sieben kurzen und einfachen Strategien folgen, die ich für Sie zusammengestellt habe.

Wer schläft, isst, und wer schläft, nimmt ab. Haben Sie Lust, das zu probieren? Also, lassen Sie sich leiten. Kommen Sie zu Tisch – im Schlaf.

Erste Strategie: Lernen Sie das Eintauchen in den Alpha-Rhythmus. Sie werden sehen, es ist einfach. Sie lernen so, besser zu atmen und sich zu entspannen, während Sie Ihre negativen Gefühle kontrollieren.
Siehe Seite 98ff.

Zweite Strategie: Ich zeige Ihnen, wie Sie mittels der Alpha-Pausen auf Befehl dösen können. Sie werden diese kurzen Unterbrechungen Ihrer Zwänge nützen, wo immer Sie sich gerade befinden. Sie werden feststellen, dass meine Methode sich mit jeder beruflichen Tätigkeit verträgt. Das ist auch der Moment, in dem Sie zu ihrem Ernährungstagebuch und zum Tagebuch Ihrer Biorhythmen greifen sollten. Sie arbeiten selbst Ihren Zeitplan aus, um im günstigsten Moment in den Alpha-Rhythmus abzutauchen.
Siehe Seite 116ff.

Dritte Strategie: Sie wird Sie in Morpheus Arme führen. Die Nacht wird Ihnen zur Idealfigur verhelfen. Sie werden lernen, wie ein Baby zu schlafen und von den schlankmachenden und heilenden Vorzügen Ihres Fitness-Schlafes profitieren.
Siehe Seite 121ff.

Vierte Strategie: Die Ernährungsregeln bestimmen das Menü. Gesund und mit Genuss zu essen, steht auf der Speisekarte. Der Küchenchef empfiehlt Ihnen seine Spezialität: Bei normalen Mahlzeiten Fett zu verbrennen. Sie werden die großen Prinzipien entdecken, um abzunehmen und das Gewicht zu halten. Sie werden sie fast instinktiv befolgen, denn die Verbesserung Ihres Gesamtzustandes entspricht dem angepassten Essverhalten. Ich sage Ihnen auch, welche Spurenelemente und Pflanzen Ihnen helfen, Zeit zu sparen und schneller schlank zu werden. Dazu gehören Appetitzügler, Appetitregulatoren, Mittel, mit denen Sie die Aufnahme von Zucker und Fetten verhindern, Entwässerungsmittel, harntreibende Mittel und Abführmittel – alles ganz natürlich.
Siehe Seite 149ff.

Fünfte Strategie: Die Zusammenstellung der Menüs bereitet immer Kopfzerbrechen, und das noch mehr, wenn man Familie hat oder gern Gäste einlädt. Sie müssen jedoch weder mehrere Menüs für eine Mahlzeit zubereiten noch auf ein gesellschaftliches Leben verzichten. Um Ihnen das Leben zu erleichtern und Zeit zu sparen, schlage ich Ihnen für drei Wochen ausgewogene und abwechslungsreiche Mahlzeiten vor. Schon wieder ein Stress weniger!
Siehe Seite 176ff.

Sechste Strategie: Dort abnehmen, wo Sie möchten. Das ist möglich. Sie nützen beim Einschlafen die Visualisierung, um den Teil des Körpers vorzubereiten, den Sie umformen möchten. Meine Aufwach-Gymnastik beinhaltet zwei kurze und gezielte Übungen, die Ihre Figur formen. Das ist praktische Gymnastik für alle, die »allergisch« auf Gymnastik reagieren, das Geheimnis aller Mannequins. Diese Form der Bewegung wird Sie sicher überzeugen – sie ist einfach und funktioniert! *Siehe Seite 184ff.*

Siebte Strategie: Entdecken Sie das »Tagebuch«, das ich entworfen habe, damit Sie Ihren Weg zur Schlankheit organisieren und alle Etappen meiner Methode einpassen können: die optimale Verwaltung Ihrer Zeit zum optimalen Schlankwerden.
Siehe Seite 212ff.

MERKE!

Schlank im Schlaf, das heißt nachts gut schlafen und tagsüber nach Bedarf tief entspannen, um zu einem normalen Essverhalten zurückzufinden.

Ihre schlanke Linie macht Ihnen Sorgen, Ihr Gewicht verursacht Ihnen Alpträume?

Folgen Sie dieser Methode. Sie ist ein Schlafmittel, um in aller Ruhe abzunehmen, ein natürliches Beruhigungsmittel, um Ihre Energie und Ihre Idealfigur wiederzufinden.

6 Alpha-Rhythmus – das Mittel zum Entspannen

>»Nur wer am Fluss der Stille
>trinkt, singt wirklich.«
>*Khalil Gibran*

Um zu entspannen, um Ihr nervlich-psychisches System ins Gleichgewicht zu bringen, müssen Sie lernen, in den Alpha-Rhythmus einzutauchen. Der Alpha-Rhythmus bringt Ihrem Gehirn friedliche und regelmäßige Wellen.

In den Alpha-Rhythmus eintauchen

Wenn man im Alpha-Rhythmus ist, döst man, man ist im Halbschlaf. Dieser Zustand heißt passives Wachsein. Es entspricht beim Zubettgehen der Zeit des Einschlafens. Beim Beten oder Meditieren sind Buddhisten oder Mönche im Alpha-Rhythmus.

In den Alpha-Rhythmus einzutauchen, heißt in einen Zustand der Entspannung und Aufnahmefähigkeit zu kommen. Sie lassen Ihre Gedanken los. Sie machen sich frei von Ihren negativen Gefühlen. Sie befinden sich auf einer Ebene hohen Bewusstseins, gestärkter Aufmerksamkeit, großer Klarheit. Sie empfinden einen wohltuenden inneren Frieden.

Das ist für Sie das Mittel, sich von den Spannungen Ihres Lebens zu lösen und zu entspannen. Dieser wunderbare Augenblick ist unerlässlich für Ihr inneres Gleichgewicht. Erinnern Sie sich, dass das Eintauchen in den Alpha-Rhythmus den Hypothalamus, das Zentrum des Schlafs, der Ruhe, der Sättigung und des Fettabschmelzens, stimuliert. Das bedeutet, dass Sie weniger Hunger haben, wenn Sie ruhen, dass Sie abnehmen und sich körperlich und geistig wieder wohl fühlen.

EXPERTENMEINUNG

Dr. Jeanne Creff, Neurophysiologin an einer Universität, hat gründliche Erfahrung in der Anwendung von Entspannungstechniken bei Fettleibigkeit. Sie bestätigt: »Die Entspannung bietet größere Chancen auf eine dauerhafte Gewichtsabnahme. Die körperliche und geistige Entspannung führt zu einem besseren Befinden, das die Erregungen vermindert und das, zusammen mit der richtigen Ernährung, zu einer Verbesserung des Essverhaltens führt.«

Beherrschen Sie den Alpha-Rhythmus

Damit Sie lernen, den Alpha-Rhythmus virtuos zu beherrschen, stelle ich Ihnen drei Grundübungen vor:
* die Bauchatmung,
* die dynamische Meditation,
* das Yoga der Augen.

Mit diesen Übungen können Sie sich entspannen, aber auch die Ziele, die Sie erreichen möchten, visualisieren und ein richtiges inneres Programm aufstellen.

Die Übungen sind einfach, doch Sie müssen sie gut beherrschen, um Ihr Nervensystem wieder ins Gleichgewicht zu bringen. Das ist für die Fortsetzung meiner Methode unabdingbar.

Als Anfang sollten Sie einfach üben, wann immer Sie können. Die Übungen werden Ihnen dann dabei helfen, nach Bedarf zu dösen und Ihren Fitness-Schlaf zum Abnehmen zu finden – und das mühelos.

Übung 1: Bauchatmung

Die Atmung wird Ihnen helfen, sich zu entspannen, in den Alpha-Rhythmus zu kommen.

Können Sie wirklich atmen? Ich bin mir nicht sicher. Ich stelle es tagtäglich in meiner Praxis fest. Sie atmen nur mit der Brust, mit dem oberen Teil der Lungen, ohne Ihren Bauch zu Hilfe zu nehmen. Sie blockieren den Unterleib und verhindern das Ein- und Ausströmen von Luft.

Die umfassende Atmung mit Brust und Bauch ist jedoch unbedingt erforderlich, um alle Abfälle, die bei der Arbeit des Organismus entstehen, in Form von Kohlendioxid auszuscheiden. Die Atmung liefert – durch den Sauerstoff – die in den Zellen benötigte Energie. Die Straffheit der Unterleibsmuskeln, die sie hervorruft, führt zu einer besseren Haltung Ihres Rückens und verhindert so schmerzhafte und ermüdende Verspannungen. Sie erweist sich als wichtiges Kapital für die Durchführung sportlicher oder gymnastischer Übungen.

Wenn Sie nur mit dem oberen Teil Ihres Brustkorbs atmen, nehmen Sie sich selbst einen großen Teil jener wunderbaren Energie, die Ihnen von der Natur angeboten wird.

Entdecken Sie die umfassende Atmung und bedienen Sie sich Ihres Bauchs. Führen Sie die nachfolgend beschriebene Übung mehrmals täglich zwei bis drei Minuten lang durch, sofern Sie es schaffen. Wenn Sie sich erst daran gewöhnt haben, brauchen Sie wesentlich weniger Zeit dafür: Etwa zwanzig Atemzüge reichen dann aus, um Sie in den Alpha-Rhythmus zu versetzen.

Ausgangsstellung

- Suchen Sie sich ein ruhiges Plätzchen. Wenn Sie sich erst an die Übung gewöhnt haben, lässt sie sich überall durchführen.
- Öffnen Sie Ihren Gürtel und den obersten Knopf von Hemd oder Bluse.
- Legen Sie sich auf den Rücken, oder setzen Sie sich so auf einen Sessel oder Stuhl, dass der Rücken gut gestützt ist.
- Legen Sie die Hände in der Nabelgegend auf Ihren Bauch, ohne Druck auszuüben.
- Entspannen Sie Schultern und Nacken gut. Ihr Gesicht ist entspannt: Die Stirn liegt nicht in Falten, die Lider sind offen oder geschlossen, aber nicht verspannt, die Zähne sind nicht zusammengebissen, und die Lippen sind leicht geöffnet.

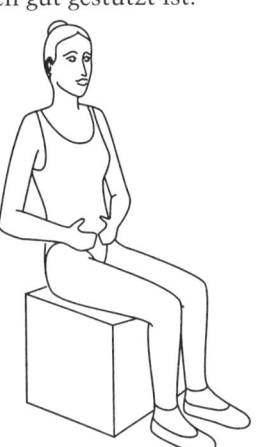

Die Atmung in fünf Schritten

1. Atmen Sie sehr langsam durch die Nase ein, und blasen Sie dabei unter Ihren Händen den Bauch wie einen Ballon auf. Stellen Sie sich vor, dass mit der Atemluft positive Energie in Ihren Körper einzieht.
2. Atmen Sie weiter durch die Nase, damit sich nun auch noch Ihr Brustkorb aufbläst. Sie spüren, wie Ihre Brust sich hebt. Wenn Sie sitzen, streckt sich Ihr Rücken, und Sie werden größer.
3. Halten Sie den Atem zwei Sekunden an: Zählen Sie langsam eins und zwei.
4. Atmen Sie langsam durch den leicht geöffneten Mund aus.

Die Luft muss Ihren Lungen mühelos entströmen. Ihr Bauch und Ihre Brust werden wieder flach. Stellen Sie sich vor, dass Sie beim Atmen Gifte und negative Gefühle loswerden.

5. Atmen Sie weiter aus, und spannen Sie den Bauch an, um die restliche Luft herauszudrücken. Beim Zusammenziehen drücken die Bauchmuskeln Ihren Rücken gegen die Unterlage. Wenn Sie sitzen und möchten den Kopf nach vorne neigen, tun Sie es. Nähern Sie Ihr Kinn langsam dem Brustbein an.

Nach einigen Augenblicken fühlen Sie eine tiefe Entspannung: Sie tauchen in den Alpha-Rhythmus ein. Ihr ganzer Körper ist entspannt, Ihre Augen sind nicht mehr auf einen Punkt vor Ihnen gerichtet, sondern blicken leicht nach oben. Das ist die Augenstellung, die anzeigt, dass Sie im Alpha-Rhythmus sind.

Übung 2: Dynamische Meditation

Meditieren lässt Sie direkt in den Alpha-Rhythmus eintauchen. Doch Achtung, die dynamische Meditation ist keine echte Meditation im »traditionellen« asiatischen Sinn. Es ist eine Entspannungstechnik, bei der die Autosuggestion eingesetzt wird.

Führen Sie diese Übung drei Minuten lang durch.

Ausgangsstellung

- Wählen Sie ein ruhiges Zimmer, wo Sie nicht gestört werden.
- Öffnen Sie den Gürtel und den obersten Knopf von Hemd oder Bluse.
- Legen Sie sich hin, oder setzen Sie sich bequem in einen Sessel oder einen Stuhl.

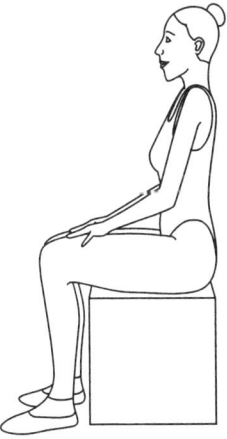

- Wenn Sie sitzen, schlagen Sie die Beine nicht übereinander, und stellen Sie die Füße flach auf dem Boden auf.
- Wenn Sie liegen, winkeln Sie die Beine an, damit der Rücken flach liegt.
- Legen Sie im Sitzen die Hände auf die Schenkel und im Liegen auf Taillenhöhe auf den Leib.
- Entspannen Sie die Arme und Schultern. Schließen Sie die Augen, entspannen Sie Ihre Gesichtszüge. Ihre Stirn liegt nicht in Falten, Ihre Augenlider sind nicht angespannt, die Zähne sind nicht aufeinander gepresst, und der Mund ist leicht geöffnet.
- Seien Sie innerlich ruhig und heiter. Lächeln Sie.

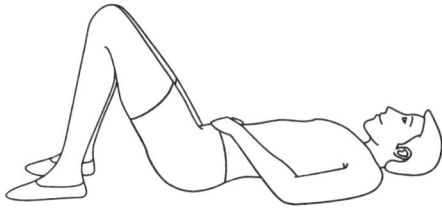

Sie werden jetzt in drei aufeinander folgenden Stufen in den Alpha-Rhythmus eintauchen.

Erste Stufe: Entspannung des Körpers

- Konzentrieren Sie sich nacheinander auf jeden Teil Ihres Körpers.
- Entspannen Sie jeden Teil. Sie werden deutlich den Unterschied zwischen Anspannung und Entspannung spüren. Wenn Sie Ihre Verspannungen nicht gut wahrnehmen, span-

nen Sie die fragliche Partie absichtlich an, und lassen Sie dann sofort wieder los. Der Gegensatz Spannung und Entspannung wird Ihnen eine deutliche Vorstellung davon geben, wie sich die Muskeln und Gelenke im entspannten Zustand anfühlen.

- Führen Sie die Übung in der folgenden Reihenfolge durch:
  1. Kopfhaut,
  2. Stirn,
  3. Wangen und Kiefer,
  4. Nacken,
  5. linke Schulter, dann rechte Schulter,
  6. linker Arm, dann rechter Arm,
  7. Finger der linken, dann der rechten Hand,
  8. Rücken,
  9. Bauch,
  10. linke Pobacke, dann rechte Pobacke (Sie können beispielsweise die linke Pobacke anspannen und dann entspannen, anschließend das Gleiche mit der rechten durchführen),
  11. linker Oberschenkel, dann rechter Oberschenkel,
  12. linkes Knie, dann rechtes Knie,
  13. linker Fuß, dann rechter Fuß.
- Atmen Sie während dieser ganzen Stufe gleichmäßig.
- Wiederholen Sie immer wieder den Satz: »Jeder Teil meines Körpers ist ganz entspannt.«

Genießen Sie das Wohlbefinden, das dieser Zustand der Tiefenentspannung Ihnen verschafft.

Zweite Stufe: Mentale Entspannung

- Stellen Sie sich vor, dass Sie in einer paradiesischen Landschaft sind, an einem wunderbaren Ort, der Ihrer Gesundheit und Ihren Sinnen gut tut: ein Strand in den Tropen, eine Gebirgslandschaft, ein Wald, eine Wüste, ein schönes Zimmer, ein Schloss, ein Sofa vor einem Kaminfeuer, ein Ort Ihrer Kindheit.

- Visualisieren Sie jedes Detail dieses Ortes ganz genau: Formen, Farben, Gerüche, Geräusche.
- Konzentrieren Sie sich auf die körperlichen und geistigen Empfindungen, die Sie an diesem Ort spüren.
- Atmen Sie während dieser ganzen Stufe gleichmäßig.
- Wiederholen Sie immer wieder den Satz: »Ich bin an einem traumhaften Ort.«

Empfinden Sie das Wohlbefinden, das Ihnen dieser Augenblick großen Friedens bringt.

Dritte Stufe: Tiefes Eintauchen in den Alpha-Rhythmus

Ihr Körper ist entspannt. Ihr Geist ist entspannt. Jetzt zählen Sie Delfine.

- Beginnen Sie mit Nummer 20 und zählen zurück bis zur Nummer 1.
- Nehmen Sie sich die Zeit, sich jeden Delfin genau vorzustellen, und sprechen Sie innerlich die zugehörige Nummer aus.
- Mit jedem Delfin tauchen Sie eine Ebene weiter in die Tiefenentspannung ein. Ihr Körper wird schwer und träge. Sie fühlen, wie Ihr Geist sich vom Körper löst.
- Atmen Sie während dieser ganzen Stufe gleichmäßig.
- Wiederholen Sie immer wieder die Sätze: »Jeder Teil meines Körpers ist ganz entspannt.« und »Ich bin an einem traumhaften Ort.«

Sie sind im Alpha-Rhythmus. Ihre Augen sind hinter den Lidern nicht mehr auf einen Punkt vor Ihnen gerichtet, sondern nach oben gedreht. Sie nehmen die Ruhestellung ein.

Rückkehr in den Wachzustand

Jetzt werden Sie wieder an die Oberfläche zurückkehren, und Sie werden den Alpha-Rhythmus verlassen.

- Sagen Sie dreimal nacheinander die Zahl 1, und stellen Sie sich die Zahl dabei vor.
- Sagen Sie dann dreimal nacheinander die Zahl 2, und stellen Sie sich diese dabei vor. Denken Sie dabei an Ihren paradiesischen Ort.
- Schließlich sagen Sie dreimal nacheinander die Zahl 3, und stellen sich diese dabei vor. Denken Sie an Ihre entspannten Muskeln und Gelenke.
- Öffnen Sie die Augen.
- Sprechen Sie den Satz aus: »Ich fühle mich wohl, ich habe viel Energie.«

Diese Übung wird in drei bis fünfzehn Minuten durchgeführt, so oft wie Sie möchten. Wenn Sie die Übung erst einmal beherrschen, können Sie sich sehr schnell in den Alpha-Rhythmus versetzen.

Übung 3: Augen-Yoga

Das Yoga der Augen ist eine einfache Technik, die es ermöglicht, sich durch Auslösen des Lidreflexes in den Alpha-Rhythmus zu versetzen.

Sie können die Technik überall anwenden: im Büro, im geparkten Auto, zu Hause oder sogar an einem öffentlichen Platz.

Sie können sie vor Ihrer Umgebung als eine kleine Geschichte rechtfertigen, die Ihr Augenarzt Ihnen empfohlen hat, um Ihre Augen auszuruhen.

Sie ist besonders angebracht, wenn Sie ständig künstlichem Licht augesetzt sind, dem Neonlicht im Büro oder dem Licht des Monitors eines Computers.

Das Prinzip besteht darin, seinen Augen durch die Handflächen Dunkelheit zu gönnen.

Das Auge ist ein aufnehmendes Organ, das mit dem Gehirn und dem Nervensystem verbunden ist. Wenn es sich in der Dunkelheit befindet, erholt es sich und entspannt. Es vermittelt diese Information der Ruhe dem Gehirn und dem Nervensystem, die beide durch einen physiologischen Reflex davon profitieren. In der Folge empfängt dann Ihr ganzer Körper eine Welle des Wohlbefindens.

EXPERTENMEINUNG

Dr. Damien Gatinel, Augenarzt, Klinikchef der Uniklinik Avicenne in Bobigny erklärt: »Die Empfindlichkeit des Gewebes im Auge wird durch Nervenenden sichergestellt, die vom fünften Hirnnerv ausgehen. Dieser Nerv ist mit dem parasympathischen Nervensystem verbunden, das Ihre Lebensfunktionen regelt: Verdauungstätigkeit, Herzrhythmus, Blutdruck, Hormonsekretion usw. Das Ausruhen der Augen hilft daher teilweise dem allgemeinen Wohlbefinden und der inneren Ausgewogenheit.«

Ausführen der Übung

Das Yoga der Augen lässt sich in drei Minuten durchführen.

* Setzen Sie sich an einen Tisch, die Beine nicht übereinander geschlagen, die Füße fest aufgestellt, die Ellenbogen auf den Tisch gestützt.
* Reiben Sie Ihre Hände gegeneinander.
* Legen Sie die Handflächen wie folgt an Ihre Augen: Die leicht gespreizten Finger liegen auf der Stirn, die Daumen etwa auf Höhe der Schläfen.
* Lassen Sie die Augen offen in der Dunkelheit, die in der Höhlung Ihrer Hände entsteht.

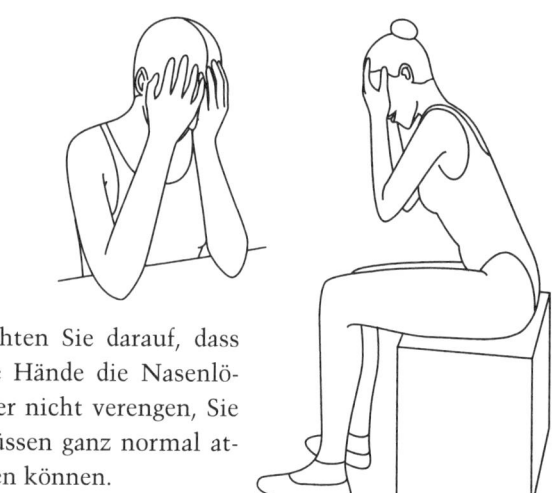

- Achten Sie darauf, dass die Hände die Nasenlöcher nicht verengen, Sie müssen ganz normal atmen können.
- Lassen Sie das Gewicht Ihres Kopfes in den Händen ruhen, entspannen Sie das Kinn, und beißen Sie die Zähne nicht zusammen. Ihre Gesichtszüge entspannen sich.
- Achten Sie darauf, weder die Schultern noch einen anderen Teil des Körpers anzuspannen.
- Fühlen Sie die Wärme Ihrer Hände abwechselnd an beiden Augen. Wiederholen Sie diesen Vorgang dreimal.
- Fühlen Sie die Ruhe, die durch die Dunkelheit für Ihre Augen entsteht, und spüren Sie das Wohlbefinden, das im ganzen Körper hervorgerufen wird.
- In der Ruhestellung richten sich die Pupillen automatisch nach oben aus. Das zeigt an, dass Sie in den Alpha-Rhythmus versinken.
- Atmen Sie gleichmäßig, und halten Sie die Stellung mindestens eine Minute.
- Als Anhaltspunkt für die Zeit können Sie langsam von 20 bis 0 zählen und sich dabei jede Zahl vorstellen.

Wenn Sie gestört werden, können Sie diese Übung ohne Schaden unterbrechen und anschließend sofort wieder aufnehmen. Zögern Sie nicht, das Yoga der Augen so oft durchzuführen, wie Sie es möchten.

Diese drei Übungen öffnen Ihnen die Tür zu Wohlbefinden und Schlankheit. Sie erfahren im folgenden Kapitel, wann Sie die Übungen anwenden sollten, um ohne Mühe abzunehmen.

7 Alpha-Pausen: Entspannung nach Bedarf

> »Um wirksam zu handeln, muss man den
> wichtigsten Dingen die Priorität geben. Wir
> müssen Tag für Tag mit Disziplin die Rich-
> tung verfolgen, die wir gewählt haben.«
> *Stephen Covey,* 1996

Eine Woche ist nun vergangen. Ziehen Sie eine erste Bilanz,
und wiegen Sie sich am Morgen nüchtern. Betrachten Sie sich
im Spiegel, und beachten Sie besonders Ihre Figur.

Ist Ihre Hose weniger eng? Passen Sie leichter in Ihren
Rock? Gut, Sie sind auf dem richtigen Weg.

Sie haben keinen Unterschied bemerkt? Macht nichts.

Meine Methode ist auf eine dreiwöchige Eingewöhnungs-
zeit angelegt. Wenn Sie die Methode erst einmal beherrschen,
werden Sie zwangsläufig Ergebnisse erzielen.

Dösen bringt Sie Ihrem Ziel näher

Jetzt erfahren Sie, wie Sie die Alpha-Pausen einsetzen. Sie sind
kurz und dauern nicht länger als ein bis drei Minuten. Sie
brauchen sie nur in Ihren Zeitplan einzustreuen. Das ist die
zweite Strategie meiner Methode.

Was erreichen Sie mit dem Alpha-Rhythmus?

Sie wissen, dass das Geheimnis der Schlankheit das harmonische Leben mit Ihren Biorhythmen ist. Um Ihr Essverhalten

zu ändern, das für Ihre überzähligen Kilos verantwortlich ist, und um dauerhaft Ihr Gewicht zu halten, müssen Sie Ihr nervlich-psychisches System ins Gleichgewicht bringen. Wie? Indem Sie lernen, den Biorhythmus Ihres Gehirns zu respektieren – Ihr Gehirn, das vom Beta-Rhythmus zu sehr gestresst wird.

Nichts ist einfacher zu erreichen als das: Es genügt, dass Sie sich in strategisch günstigen Augenblicken, die wir gemeinsam festlegen werden, in den Alpha-Rhythmus versetzen. Tatsächlich werden Sie während des Tages dösen.

Sie denken sicher, dass Sie es nie schaffen werden, am Tag zu dösen. Ihr Terminplan ist gefüllt, und Ihre Pflichten erlauben es Ihnen nicht, immer im richtigen Augenblick zu dösen. Seien Sie unbesorgt, ich habe dieses Schlankheitsprogramm mit vielen Patienten entwickelt, die genau wie Sie keine Zeit hatten. Ich habe die verschiedenen Techniken des Zeitmanagements studiert, besonders jene, die von Geschäftsleuten und in den Chefetagen eingesetzt werden, um die Leistung zu optimieren. Die wirksamsten kommen aus den USA. Schrittweise habe ich meine Methode entwickelt, und ich konnte prüfen, dass sie praktisch und durchführbar ist.

Tauchen Sie in den Alpha-Rhythmus ein, wann immer Sie wollen

Sie werden die Möglichkeit haben, in den Alpha-Rhythmus einzutauchen, wo Sie wollen, wann Sie wollen, und unabhängig davon, welche Pflichten Sie haben, was Ihre Tätigkeit ist. Es wird Ihnen gelingen, die zwei oder drei Minuten, die Sie brauchen, um wirklich abzunehmen, herauszuschinden. Sie werden sich die Zeit nehmen können.

Dieses Gefühl ist wesentlich, denn Sie bauen das Schlankwerden in Ihren Alltag ein, ohne Ihre Gewohnheiten zu ändern, ohne an den wichtigen Terminen des modernen Lebens zu rütteln. Das erscheint Ihnen unmöglich, und doch werden Sie es schaffen. Das ist die Stärke meines Konzepts, es ist modern und revolutionär.

Sie kennen die drei Grundübungen, um sich in den Alpha-Rhythmus zu versetzen. Sie haben sie geübt. Sie sind also in der Lage:

- an einem ruhigen Ort im Sitzen oder Liegen drei Minuten lang zu meditieren,
- im Sitzen oder Liegen zwei Minuten lang die Bauchatmung durchzuführen – gleichgültig wo (zu Hause, im Büro, im Zug, im Auto, während einer Konferenz), wenn Sie die Bauchatmung beherrschen,
- im Sitzen eine Minute Yoga der Augen zu üben, ganz gleich, in welcher Situation Sie sich befinden.

Die Zeiten, die ich Ihnen angegeben habe, sind die Mindestzeiten, die Sie einhalten sollten, um Ergebnisse zu erzielen. Sie erkennen jetzt, dass Sie die Alpha-Pausen leicht in Ihren Tageslauf einbauen können. Kann man sich eine flexiblere Methode vorstellen? Sie entscheiden über die Technik, die Sie anwenden. Das Yoga der Augen, die Atmung und die dynamische Meditation werden Ihnen bald in Fleisch und Blut übergegangen sein.

Organisieren Sie Ihren Erste-Hilfe-Plan

In welchem Augenblick soll man dösen, um abzunehmen? Immer dann, wenn Sie in einer Situation sind, in der Ihr nervlich-psychisches Gleichgewicht bedroht und Ihr Essverhalten nicht Ihren Bedürfnissen angepasst ist.

Die Alpha-Pausen müssen in vier Notfällen angewendet werden. Sie erstellen Ihre persönliche Rangliste der Dringlichkeitsstufen.

- *Dringlichkeitsstufe 1:* Den Appetit auf einen Snack bekämpfen.
- *Dringlichkeitsstufe 2:* Die Kontrolle über eine Mahlzeit bekommen.
- *Dringlichkeitsstufe 3:* Den Stress in den Griff bekommen.
- *Dringlichkeitsstufe 4:* Das allgemeine Gleichgewicht wiederfinden.

Um festzustellen, wo Ihr Schwerpunkt liegt, brauchen Sie:
- das Ernährungstagebuch (siehe Seite 59ff.),
- das Kapitel »Die 12 Symptome für eine Störung des Hungerzentrums« (siehe Seite 74ff.),
- Ihr Biorhythmentagebuch (siehe Seite 84ff.).

Ihr Ernährungstagebuch: Nehmen Sie sich das Ernährungstagebuch mit seinen Rubriken vor: Frühstück, Mittagessen, Abendessen, Snacks, Ihre Kommentare, Ihre Zusammenfassungen. Haben Sie es geschafft, das Tagebuch zu führen? Anfangs erschien es Ihnen wohl etwas mühselig, doch das ist nur eine Frage der Gewöhnung. Eine Minute am Ende des Tages reicht dafür. Ich bestehe auf diesem Tagebuch, denn es steht im Mittelpunkt meiner Methode.

Um Fortschritte zu machen, ist das Wichtigste, dass Sie sich gut kennen und sich bewusst werden, was nicht geht. Diese Form der Ehrlichkeit sich selbst gegenüber ist unabdingbar für jede positive Entwicklung. Ihr Ernährungstagebuch ist der Spiegel Ihrer Beziehung zur Nahrung. Um sich darüber klar zu werden, sollten Sie so oft wie möglich hineinsehen.

»Die zwölf Symptome ...«: Vertiefen Sie die Kenntnis Ihres Essverhaltens und schlagen Sie in dem in dem oben genannten Kapitel nach. Sie sind so in der Lage, die Aktivität Ihres Hungerzentrums positiv zu beeinflussen, um abzunehmen.

Ihr Biorhythmentagebuch: Lesen Sie die Notizen noch einmal, die Ihnen helfen, stärker auf Ihren Körper zu hören. Sie haben das Tagebuch doch eine Woche lang geführt, nicht wahr? Sie kennen sich jetzt besser. Sie wissen, wann es nötig ist, sich in den Alpha-Rhythmus zu versetzen.

Ihre Dringlichkeitsstufen: Bestimmen Sie jetzt – wenn nötig – Ihre individuelle Rangordnung der Dringlichkeitsstufen. Und bleiben Sie zuversichtlich. Mit der Zeit wird alles ganz automatisch ablaufen – das Yoga der Augen, die Atmung und die dynamische Meditation.

Fallbeispiel: Olivia C. ist Mannequin. Die Modenschauen sind immer eine harte Bewährungsprobe für sie: »Ich gerate jedes Mal in Panik«, gesteht sie ein. »Sobald ich in meinem Hotelzimmer bin, stürze ich mich zur Beruhigung auf die kandierten Früchte, die ich immer bei mir habe. Sie schmecken so gut! Doch welch eine Katastrophe für meine Figur! Dank der Bauchatmung kann ich meinen Stress jetzt lindern, ohne schwach zu werden.«

Alpha-Pausen gegen die Versuchung »Snack«

Der Kampf gegen den Snack zwischendurch hat in der Regel absoluten Vorrang. Der Versuchung eines Snacks zu erliegen, ist am häufigsten der schwache Punkt, und es ist die Schwäche, die am schwersten zu unterdrücken ist. Suchen Sie nicht weiter nach einem Schuldigen für Ihre überzähligen Kilos. In den Snacks haben Sie einen Hauptschuldigen gefunden.

Besser essen und die Anwendung kleiner Tricks helfen Ihnen, seltener schwach zu werden. Um ganz natürlich und dauerhaft dorthin zu gelangen, reicht es, wenn Sie dösen, sobald Sie Lust auf einen Snack bekommen.

Sie wissen ja, beim Dösen regen Sie das Zentrum im Hypothalamus an, das gleichzeitig für Ruhe, Wohlbefinden und Sättigung zuständig ist. Nutzen Sie diesen Effekt!

Lesen Sie Ihr Ernährungstagebuch, um die Zeit und die Art Ihrer Snacks herauszufinden.

Der Weg: Jedesmal, wenn Sie Appetit auf einen Snack bekommen, versetzen Sie sich mit einer der drei Grundübungen in den Alpha-Rhythmus. Das dauert ein bis drei Minuten:

- Sie sind zu Hause oder an einem ruhigen Platz: Setzen Sie die Bauchatmung oder die dynamische Meditation ein.
- Sie haben nur zwei Minuten Zeit, und der Platz, an dem Sie sind, eignet sich nicht zur Meditation: Setzen Sie die Bauchatmung ein.
- Sie sind im Büro und haben nur wenig Zeit: Machen Sie Yoga der Augen.

Die Auswirkung: Die Alpha-Wellen werden Ihren Appetit zügeln. Vergessen Sie nicht, während des Augen-Yogas und der dynamischen Meditation gleichmäßig zu atmen: Das verringert das Hungergefühl.

Die Verstärkung: Um die Alpha-Pausen noch zu verstärken, nehmen Sie die Visualisierung hinzu:

- Versetzen Sie sich mit einer der drei Grundübungen in den Alpha-Rhythmus.

- Werden Sie sich der Ursache für den Appetit auf einen Snack bewusst, Sie haben sie vielleicht schon in Ihrem Ernährungstagebuch notiert. Wiederholen Sie in Gedanken die Sätze, die Sie in die Rubrik Bilanz geschrieben haben, um gegen das Verlangen nach einem Snack anzukämpfen.
- Stellen Sie sich vor, wie Sie sich weigern, dem Appetit auf einen Snack nachzugeben.
- Visualisieren Sie, wie gut es für Ihre Figur ist, wenn Sie Ihr Verlangen beherrschen, und wie zufrieden Sie sein werden, wenn es Ihnen gelungen ist, Ihrem Ziel – schlank zu werden – treu zu bleiben.
- Kommen Sie zurück aus dem Alpha-Rhythmus.

Hier ein Beispiel: Sie kommen missmutig aus dem Büro Ihres Chefs, weil er eine für Sie unangenehme Bemerkung gemacht hat. Sie spüren fast augenblicklich das brennende Verlangen, sich auf einen Müsliriegel mit dunkler Schokolade zu stürzen – eine wirkliche Köstlichkeit und eine Katastrophe für Ihr Gewicht. Tauchen Sie in den Alpha-Rhythmus ein, und visualisieren Sie die Situation: den Auslöser für den Heißhunger auf einen Snack, hier der Ärger, den Ihnen das Gerede Ihres Chefs bereitet. Vergegenwärtigen Sie sich mehrmals, dass Sie sich nicht durch die Launen Ihres Chefs aus dem Gleichgewicht bringen lassen, der seine spitze Bemerkung wohl schon wieder vergessen hat.

Fazit: Mit der beschriebenen Vorgehensweise schaffen Sie sich eine innere Programmierung für Ihre zukünftige Haltung. Sie bereiten sich darauf vor, den Hunger auf Snacks zu bekämpfen und zu besiegen.

Alpha-Pausen zur Kontrolle der Mahlzeiten

Um Ihre schlechten Essgewohnheiten zu korrigieren, die in den beschriebenen zwölf Symptomen definiert sind (siehe Seite 74), sollten Sie sich unmittelbar vor dem Mittag- und Abendessen in den Alpha-Rhythmus versetzen. Im Klartext: Dösen Sie vor dem Essen. Dies sollte für Sie – normalerweise – die zweite Dringlichkeitsstufe sein, weil die zwölf schlechten Gewohnheiten auf der Waage wirklich schwer ins Gewicht fallen.

Durch die Alpha-Pausen bringen Sie Ihr Nervensystem ins Gleichgewicht, dessen Ungleichgewicht die Überaktivität Ihres Hungerzentrums auf Kosten des Sättigungszentrums verursacht. Sie essen dann nach Ihren tatsächlichen Bedürfnissen. Die unkontrollierbaren Fehler gehören der Vergangenheit an. Sie finden Ihren Essinstinkt wieder.

Fallbeispiel: Alexandra V. arbeitet in einem internationalen Flughafen für eine Fluggesellschaft. Sie verbringt den ganzen Tag stehend inmitten von Lärm und Trubel. Sie ist durch die Umgebung und die Kollegen, die sie nicht leiden kann, gestresst. Sie hasst ihre Arbeit. Bei den Mahlzeiten aß sie einfach irgendetwas: »Jetzt wende ich vor den Mahlzeiten, wenn ich mich an den Tisch setze, das Yoga der Augen an, und ich esse vernünftiger. Ich habe so einige Kilos, durch die ich Komplexe bekommen hatte, verloren.«

Der Weg: Um in den Alpha-Rhythmus einzutauchen, verwenden Sie höchstens 15 Minuten vor der Mahlzeit – ganz nach Ihrem Geschmack – eine der drei Grundübungen. Zwingen Sie sich zwei Wochen lang mindestens einmal am Tag dazu, eine Alpha-Pause zum Kontrollieren der Mahlzeit einzulegen, um ein brauchbares Resultat zu bekommen. Dann reicht es, wenn Sie die Alpha-Pausen im Bedarfsfall einschieben.

Die Verstärkung: Um die Alpha-Pausen zu verstärken, setzen Sie die Visualisierung ein und stellen sich vor, wie Sie die zwölf Symptome korrigieren:

1. Versetzen Sie sich mit einer der drei Grundübungen in den Alpha-Rhythmus.
2. Atmen Sie ausführlich und ruhig, um das Hungergefühl zu beruhigen.
3. Stellen Sie sich vor, wie Sie am Tisch sitzen:
   - Sie sind ruhig.
   - Sie stellen sich Gerichte vor, die Ihnen schmecken und die gut für Ihre Figur sind.
   - Sie betrachten Ihren Teller eine kleine Weile, Sie stürzen sich nicht gleich aufs Essen.
   - Sie wiederholen mehrmals den Satz: »Ich esse nur, wenn ich wirklich etwas brauche«.
   - Sie riechen den Duft des Gerichts.
   - Sie führen das Essen ruhig zum Mund.
   - Sie kauen lang (mindestens 15 Kaubewegungen), und Sie konzentrieren sich auf den Geschmack.
   - Sie leeren Ihren Teller, und Sie füllen ihn nicht ein zweites Mal.
   - Sie denken an Ihr Verdauungssystem, das Sie schonen müssen, damit es wirksam arbeiten kann.
4. Verlassen Sie den Alpha-Rhythmus.

Fazit: So bereiten Sie sich innerlich darauf vor, Ihr Essverhalten während der Mahlzeiten zu kontrollieren. Sie werden rasch Fortschritte feststellen.

Alpha-Pausen gegen den Stress

Bekommen Sie Ihren Stress in den Griff, um Ihr Essverhalten zu ändern. Wenn Ihnen dies nicht gelingt, werden Sie immer das Bedürfnis haben, Snacks zu sich zu nehmen und generell zu viel, schlecht und verkehrt zu essen. Sie müssen also mehr Alpha-Pausen gegen Snacks und zur Kontrolle der Mahlzeiten einlegen.

Weshalb? Weil der Stress der sichtbare Ausdruck des nerv-lich-psychischen Ungleichgewichts ist.

Der Weg: Nehmen Sie sich Ihr Tagebuch der Biorhythmen vor und lesen Sie, was Sie in der Spalte »Mein Stressniveau« ein-getragen haben. Stellen Sie fest, zu welchen Tageszeiten Sie am stressanfälligsten sind. Versetzen Sie sich in den Alpha-Rhythmus, sobald Sie merken, dass der Stress die Oberhand gewinnen will. Führen Sie eine der drei Grundübungen durch, ganz nach Ihren Erfordernissen.

Alpha-Pausen für das allgemeine Gleichgewicht

Diese Pausen garantieren Ihnen, dass Sie Ihr Idealgewicht auch halten. Mit einem guten allgemeinen Gleichgewicht werden alle Ihre Körperfunktionen wieder harmonisch, und Ihr Essverhalten kehrt zur Normalität zurück.

Der Weg: Lesen Sie in Ihrem Kalender der Biorhythmen nach. Finden Sie mithilfe der zwei Spalten »Mein Wachheitsgrad« und »Meine Stimmung« die Augenblicke des Tages heraus, in denen Sie sich nicht wohl fühlen. Genau dann sollten Sie sich mit einer der drei Grundübungen in den Alpha-Rhythmus versetzen. Die Alpha-Pausen helfen Ihnen, Ihre Energie wieder in Schwung zu bringen. Sie werden Ihre Psyche wieder aufbauen, Ihr Nervensystem wieder instand setzen und sich von negativen Spannungen befreien.

Die Verstärkung: Setzen Sie zur Verstärkung der Alpha-Pausen die Visualisierung ein:

1. Tauchen Sie mit einer der drei Grundübungen in den Alpha-Rhythmus ein.
2. Stellen Sie sich vor, wie Sie in ausgezeichneter Form sind, durchleben Sie geistig die Gefühle, die Sie haben, wenn Sie sich rundum wohl fühlen.
3. Wiederholen Sie mehrmals einen Satz, der aussagt, dass Ihr Problem verschwunden ist. Wenn Sie schlechte Laune haben, sagen Sie zum Beispiel: »Ich habe gute Laune.«
4. Kehren Sie aus dem Alpha-Rhythmus zurück.

MERKE!
Durch die Alpha-Pausen kommen Sie wieder mit sich ins Reine.

Wichtig: Um den drei Einführungswochen meiner Methode gut folgen zu können und die Organisation zu erleichtern, tragen Sie Ihr Schlankheitsprogramm in Ihr Tagebuch ein. So können Sie jeden Tag Bilanz ziehen und genau festlegen, was gut funktioniert und was noch verbessert werden sollte.

8 Schlafen Sie –
für Ihre schlanke Linie

»Die große Stille der Nacht bringt
allen Besinnung und Frieden.«
Abbaye de Randol

Wissen Sie, wozu der Schlaf gut ist? Ihre spontane Antwort
lautet sicher: »Um zu ruhen, nicht mehr und nicht weniger.«
Doch im Allgemeinen messen Sie diesem Bedürfnis nach Ruhe keine große Bedeutung zu. Sie hören nicht gern in sich hin-
ein, und Sie haben so viele wichtigere Dinge, die Ihr Interesse
mit Beschlag belegen. Das Haus, um das man sich kümmern
muss, die Freunde, die man treffen will, die Fernsehsendun-
gen, die Sie interessieren …

Schlaf für Fitness und schlanke Linie

Sie vernachlässigen oft Ihren Schlaf, weil Sie glauben, durch
das Schlafen Zeit zu verlieren. Ihre Nächte werden kürzer,
und Sie bemerken nicht, wie in kleinen Schritten Ihr allgemeines Gleichgewicht gestört wird.

Vielleicht denken Sie sogar: »Ich schlafe wie alle, und auch
das hindert mich nicht daran, Übergewicht zu haben.« Aber
sind Sie sicher, dass Sie gut schlafen? Wissen Sie richtig mit
Ihrem Schlaf umzugehen, um aus seinen Vorzügen Gewinn zu
ziehen?

Gut schlafen heißt für mich, einen Fitness-Schlaf schlafen.
Fitness-Schlaf ist die Menge und Qualität an Schlaf, die Sie

brauchen. Und der Schlafbedarf ist nicht bei allen Menschen gleich. Durch den nachfolgenden Test »Welcher Schlaftyp sind Sie?« werden Sie sehen, dass Sie oft nicht genug, schlecht oder zu viel schlafen. Sie können daher die Vorzüge des Fitness-Schlafes nicht ausnützen.

Der Schlaf und die Ernährung sind die zwei Grundpfeiler der Gesundheit. Ich schenke der Schlafqualität meiner Patienten immer große Beachtung. Ich habe festgestellt, dass die meisten von Ihnen wenig oder schlecht schlafen. Eine Anhäufung von Nächten mit schlechtem Schlaf bringt die Körperfunktionen aus dem Gleichgewicht und ruft auch Störungen im Essverhalten hervor. Manche Menschen sind zu mager, weil sie erschöpft sind, doch die meisten von Ihnen haben Übergewicht, weil das Hungerzentrum durch den gestörten Hypothalamus übermäßig stimuliert wird.

Man behebt Schlafstörungen, indem man lernt, sich zu entspannen und besser zu essen, und man behebt Störungen des Essverhaltens (extreme Magerkeit, Übergewicht), indem man lernt, besser zu schlafen. Essen und Schlafen können nicht getrennt werden.

Sie haben ganz bestimmt schon bemerkt, dass Sie Schwierigkeiten haben einzuschlafen, wenn Sie hungrig sind. Ebenso ist Ihr Schlaf gestört, wenn Sie zu schwer gegessen haben. Nach einer durchwachten oder sehr kurzen Nacht stürzen Sie sich auf das Essen. Sie haben eine unwiderstehliche Lust zu essen, und Ihr Heißhunger richtet sich vor allem auf heiße oder süße Nahrungsmittel.

Von einem gesunden Schlaf hängt ein gesundes Essverhalten ab – und Ihre Figur.

Beim Essen und Schlafen laden Sie Ihre Batterien wieder auf, denn der Schlaf, genau wie die Ernährung, bringt die Energie zurück, die Ihr Körper braucht.

Sie haben es schon festgestellt: Nach einer kurzen Nacht oder schlechtem Schlaf fehlt Ihnen die Spannung, Sie sind weder körperlich noch geistig leistungsfähig. Sie frieren, und Sie haben Hunger, denn Ihre Batterien sind leer, und Sie suchen unwillkürlich Wärme und Nahrung, um sie wieder aufzuladen.

Sie verlieren nachts keine Zeit, ganz im Gegenteil. Sie bauen sich wieder auf für den folgenden Tag.

EXPERTENMEINUNG

Dr. Éric Kiener, Homöopath und Akupunkteur, erklärt: »Guter Schlaf erlaubt dem vegetativen Nervensystem sich wieder instand zu setzen. Dieses System ist verantwortlich für die Verdauungsvorgänge. Außerdem wird die Energie der Verdauungsorgane erneuert, vor allem der Bauchspeicheldrüse, die mit der Speicherung von Fett zu tun hat.«

Wissen Sie, was der Schlaf alles kann?

Sie schlafen zweifellos ein, ohne an diese Frage zu denken. Während Sie sich in Morpheus' Armen befinden, sind Sie sich der Vorgänge nicht bewusst, die sich in Ihrem Körper abspielen. Sie ignorieren, dass Sie von unzähligen regulierenden und reparierenden Wirkungen des Schlafes profitieren.

Entdecken Sie diese Vorzüge, Sie werden besser Nutzen daraus ziehen können.

- Schlaf wirkt regenerierend, und Ihre Tagesform hängt von seiner Qualität ab.
- Schlaf baut Ihren Organismus nach Stress und Ermüdung wieder auf.
- Schlaf wischt die seelischen Verletzungen weg, die der Alltag Ihnen zufügt.

- Schlaf befreit Sie von seelischen Spannungen.
- Schlaf setzt Ihr Nervensystem wieder instand.
- Schlaf ordnet die Informationen des Tages in Ihrem Gedächtnis und organisiert Ihre Gedanken.
- Es ist eindeutig, Schlaf erneuert sie.

Betrachten Sie Ihr Gesicht, bevor Sie schlafen gehen, vor allem nach einem langen Tag: Ihre Züge sind müde, und Ihre Miene abgespannt. Sehen Sie dann nach einer guten Nacht voll Schlaf in den Spiegel. Sie werden feststellen, dass alle Müdigkeitsanzeichen wie durch Magie ausgelöscht sind, und Ihr Gesicht sieht erholt und frisch aus.

Schlaf fördert die Schlankheit

Eine gute Nacht hilft Ihnen, Ihr Idealgewicht zu erreichen, und erlaubt Ihnen, Ihr Essverhalten an Ihre tatsächlichen Bedürfnisse anzupassen. Wenn Sie schlecht schlafen, wenn Sie sich sehr müde fühlen, essen Sie unbewusst zu viel und schlecht. Sie handeln so, als ob Ihr Körper erwarten würde, dass die Nahrung die Müdigkeit ausradiert. Sie kennen die Folgen: Die Kilos sammeln sich an.

Die schlank machenden Eigenschaften des Schlafs sind heute wohl bekannt, und die Forschungen, die das beweisen, häufen sich.

EXPERTENMEINUNG

Die Forscher der Abteilung »Molekular-Schlafforschung« von INSERM und der Abteilung »Neurobiologie des Wachzustandes« des CNRS, beide unter Leitung von Michel Jouvet, bestätigen: »Während des Schlafes wird das Wachstumshormon STH reichlich ausgeschüttet, und zwar besonders in Tiefschlafphasen. Guter Schlaf ermöglicht es also dem Kind und Heran-

wachsenden, ohne besonderes Zutun sein Idealgewicht zu erreichen. Auf der anderen Seite wird ein Sportler, bei dem die körperlichen Phänomene besser zu beobachten sind als bei einem Erwachsenen mit sitzender Tätigkeit, im Fitness-Schlaf sein Idealgewicht finden. Denn das Wachstumshormon, das Gewebe repariert, passt den Stoffwechsel seinen Bedürfnissen an. Man hat auch festgestellt, dass schlechter Schlaf Störungen im Essverhalten zur Folge hat. Schlechter Schlaf führt zu Stress, der nach Kompensation in der Ernährung sucht.«

Was die Kilos im Schlaf schmelzen lässt

Heute werden Forschungen durchgeführt, um die Wirkung des Wachstumshormons auf den Fettstoffwechsel während des Schlafens zu zeigen. Man hat festgestellt, dass das Gehirn nachts, wenn es lange nichts zu essen gibt, um das Fehlen von Nahrung auszugleichen, dem Organismus befiehlt, die nötigen Kalorien durch den Stoffwechsel aus den Reserven zu schöpfen. Es scheint, dass das Wachstumshormon dabei eine entscheidende Rolle spielt; es löst die Abgabe von Fetten aus den Reserven ins Blut aus, um den Zellen die unbedingt nötige Energie zur Aufrechterhaltung der Körperfunktionen zu liefern.

Zusammenfassend gilt: Das Wachstumshormon, das nachts ausgeschüttet wird, lässt die Kilos schmelzen.

Man könnte daraus schließen, dass man umso mehr abnimmt, je mehr man schläft. Oh nein! Ganz im Gegenteil. Denn wichtig ist nicht die Menge des Schlafes, sondern seine Qualität.

Nehmen wir zum Beispiel einen Menschen mit Bulimie. Er isst zu viel und stürzt sich auf die Nahrung, ganz gleich zu welcher Uhrzeit. Er ist trotz des selbst herbeigeführten Erbrechens häufig übergewichtig und fühlt sich die meiste Zeit depressiv. Dieser Mensch schläft sehr viel – zu viel –, wenn er kann. Er möchte nicht aufstehen, weil ihm das Leben zu viele Enttäuschungen beschert. Immer müde, flüchtet er vor all seinen Problemen in den Schlaf und nimmt so noch mehr zu. Er schläft nicht die richtige Menge. Sein Schlaf ist in der Menge und der Qualität gestört, dadurch gerät sein Essverhalten noch stärker aus der Norm.

MERKE!
Die Nacht trägt zur Figur bei,
- **weil der Schlaf den Stoffwechsel Ihren Bedürfnissen anpasst und so Mechanismen auslöst, die Ihnen helfen, Ihr Idealgewicht zu finden,**
- **weil bei der richtigen Menge Schlaf Ihr Nervensystem und Ihre Seele, die durch die Störung Ihres Essverhaltens geschädigt wurden, wieder aufgebaut werden.**

Sie kennen jetzt den Nutzen eines guten Schlafes? Ziehen Sie Vorteile daraus? Schlafen Sie gut oder schlecht? Kennen Sie alle Auswirkungen eines schlechten Schlafes?

Natürlich, antworten Sie, wenn Sie schlecht geschlafen haben, sind Sie schlecht gelaunt und nur wenig dynamisch. Die unmittelbaren Auswirkungen schlechten Schlafens kennen alle. Doch es gibt andere, die sich längerfristig zeigen und die Sie nicht unbedingt bemerken.

Was sind Symptome für schlechten Schlaf?

Mehr als ein Viertel der Menschen schläft nachts schlecht. In Großstädten steigt der Anteil auf fast die Hälfte. Und das hat für jeden von ihnen – und eventuell auch für Sie – eine Menge Folgen:

Widerstandskraft: Der Schlafmangel macht sich durch eine allgemein niedrigere Widerstandskraft bemerkbar:

- Sie haben weniger Widerstandskraft gegen Infektionen.
- Sie fühlen sich den ganzen Tag müde, die Müdigkeit kann allerdings Momenten der Erregung weichen.
- Ihnen mangelt es an Energie.
- Sie leiden unter Verdauungsproblemen und Völlegefühl.
- Ihre Ausscheidungen funktionieren nicht so gut, und Sie lagern Abfallstoffe an, eine Quelle für Spannungen und Gewichtszunahme.
- Nahrungsmittel werden nicht mehr so gut ausgewertet, deshalb erhalten Sie nicht mehr alle Energie daraus.

AUS DER FORSCHUNG

Der Schlafforscher Dr. Damien Léger erklärt, dass Experimente, die man mit Nagetieren durchgeführt hat, zeigen, dass Schlafentzug so große Probleme bei der Aufnahme der Nahrung auslöst, dass es zum Tode führen kann: »Ein Nagetier ohne Schlaf stirbt nach einigen Tagen an Energieproblemen, die auf eine schlechte Aufnahme der Nahrung zurückzuführen sind, und an Immunproblemen.«

Essverhalten: Schlafmangel stört Ihr Essverhalten, und Sie essen als Kompensation.

Nerven: Ihr nervliches Gleichgewicht ist labil:

- Sie sind deprimiert.
- Sie sind missgelaunt und blasen Trübsal.
- Sie verlieren das Selbstvertrauen.
- Sie haben grundlos Angst.
- Sie haben Schwierigkeiten, sich zu konzentrieren.
- Ihr Gedächtnis lässt Sie im Stich.

Körper: Ihre körperliche Erscheinung lässt nach:

- Ihre Haut ist weniger rein.
- Sie verlieren Haare.
- Ihre Nägel werden brüchig.

Fallbeispiel: Arnaud M. vertraute mir an: »Mehrere Jahre lang habe ich in einem ermüdenden Rhythmus gelebt. Meine Arbeit nahm mich stark in Anspruch und übte großen Druck aus. Wenn die Zeiten der Überbeanspruchung etwas länger dauerten, verschlechterte sich mein Schlaf. Ich litt unter Schlaflosigkeit; ich wachte mehrmals in der Nacht auf und brauchte eine Weile, bis ich wieder einschlafen konnte. Ich spürte, wie mein Schlaf immer weniger erholsam wurde. Gleichzeitig wurde ich ängstlich, ich verlor das Selbstvertrauen, und ich fürchtete mich vor allem. Ich hatte Angst vor Situationen, die eine gewisse Charakterstärke forderten. Es gelang mir nicht mehr, Abstand zu gewinnen, und ich hatte den Eindruck, ein Opfer zu sein, das keine Kontrolle über die Ereignisse hatte. Als der Druck zu stark wurde, änderte ich meinen Arbeitsrhythmus, um meinen Schlaf zu schützen, und gewöhnte mir kleine Ruhepausen zwischen 12 und 2 Uhr in meinem Auto an. Bald bemerkte ich, dass mein seelischer Zustand sich radikal änderte. Ich ging die Probleme gelassener an, es gelang mir wieder besser, allen Faktoren Rechnung zu tragen, und vor allem meisterte ich verschiedene Situationen, in denen ich mit einer gewissen inneren Gewalt konfrontiert war. Meine Lebensenergie kam zurück. Seitdem höre ich besser auf meinen Körper, sobald ich beginne, seelisch oder nervlich den Boden unter den Füßen zu verlieren. Ich räume dem Schlaf Priorität ein, ohne ein schlechtes Gewissen zu haben. Jedes Mal baue ich mich seelisch wieder auf. Mir sind die Verbindungen zwischen meiner mentalen Energie und den erholsamen Eigenschaften des Schlafes völlig klar.«

Haben Sie verstanden, dass Ihr allgemeines Gleichgewicht zusammenbricht, wenn Sie schlecht schlafen? Lassen Sie uns zusammen Bilanz ziehen, um zu sehen, wo Sie stehen.

Welcher Schlaftyp sind Sie?

Ist Ihr Schlaf erholsam genug? Erlaubt Ihnen die Qualität Ihres Schlafs, Ihre ganzen Fähigkeiten zu nützen? Schlafen Sie wirklich Ihren Fitness-Schlaf?

Um das zu erfahren, beantworten Sie bitte die Fragen des folgenden Tests.

Wenn Sie erkannt haben, welcher Schlaftyp Sie sind, können Sie anschließend Ihren Schlaf verbessern, um abzunehmen. Das ist die dritte Strategie meiner Methode.

Test 1: Schlafen Sie zu wenig?
Machen Sie einen Kreis um die Zahl Ihrer Antwort.

	ja	nein
• Neigen Sie zum Dösen, wenn Sie nicht aktiv sind (U-Bahn, Bus, Fernsehen, Treffen, etc.)?	2	0
• Schlafen Sie nach dem Essen ein?	2	0
• Haben Sie tagsüber Lust zum Schlafen?	2	0
• Frieren Sie leicht?	1	0
• Gähnen Sie tagsüber?	1	0
• Überkommt Sie oft ein Schwächegefühl?	1	0
• Sind Sie Ihren Arbeiten kaum gewachsen?	1	0
• Essen Sie zu viel?	1	0
• Haben Sie ein Bedürfnis nach heißen Getränken?	1	0
• Haben Sie den Eindruck, dass Sie schlechter sehen?	1	0

	ja	nein
• Haben Sie Schwierigkeiten, sich zu konzentrieren?	1	0
• Haben Sie Gedächtnislücken?	1	0
• Fühlen Sie sich nervlich nicht im Gleichgewicht?	1	0
• Unterliegen Sie Stimmungsschwankungen?	1	0
• Fühlen Sie sich nicht wohl in Ihrer Haut?	1	0
• Haben Sie Angst?	1	0
• Haben Sie Hautprobleme (fahle Haut, Allergien)?	1	0

Gesamtpunktzahl: _____

Auswertung: Sehen wir gemeinsam Ihr Ergebnis an:
- *Sie haben zwischen 5 und 10 Punkte:* Ihnen fehlen sicherlich einige erholsame Nächte.
- *Sie haben zwischen 10 und 15 Punkte:* Sie haben chronischen Schlafmangel; das schadet der Qualität Ihres Alltags.
- *Sie haben zwischen 15 und 20 Punkte:* Ihr Schlafmangel ist beunruhigend; reagieren Sie so schnell wie möglich.

Test 2: Schlafen Sie zu viel?

Machen Sie einen Kreis um die Zahl Ihrer Antwort.

	ja	nein
• Sind Sie nur wenig dynamisch?	2	0
• Fehlt es Ihnen an Vitalität?	1	0
• Fühlen Sie sich langsamer als sonst?	2	0
• Fühlen Sie sich nicht richtig wach?	2	0
• Haben Sie das Gefühl, nicht klar zu sehen?	1	0
• Haben Sie Kopfschmerzen?	1	0
• Haben Sie schlechte Laune?	1	0

Gesamtpunktzahl: _____

Auswertung: *Ab 5 Punkte:* Sie schlafen wahrscheinlich zu viel.

Test 3: Schlafen Sie schlecht?
Machen Sie einen Kreis um die Zahl Ihrer Antwort.

	ja	nein
• Schlafen Sie jeden Tag zur gleichen Zeit ein?	0	1
• Stehen Sie jeden Tag zur gleichen Zeit auf?	0	1
• Wälzen Sie sich lang im Bett, bevor Sie einschlafen?	2	0
• Wachen Sie nachts oder morgens zu früh auf?	1	0
• Wenn Sie nachts aufwachen, können Sie sofort wieder einschlafen?	0	2
• Fällt es Ihnen leicht, aufzustehen?	0	1
• Fühlen Sie sich schlecht, wenn Sie aufwachen?	2	0

Gesamtpunktzahl: _____

Auswertung: Die Skala für schlechten Schlaf reicht von einem Punkt bis zu 10 Punkten. Je höher Ihre Punktzahl ist, desto schlechter ist Ihr Schlaf.

Test 4: Sind Sie ein Morgen- oder ein Nachtmensch?
Machen Sie einen Kreis um die Zahl Ihrer Antwort.

	ja	nein
• Können Sie kurz nach dem Erwachen eine geistige Tätigkeit vollbringen?	–2	0
• Fällt es Ihnen leicht, aufzustehen?	–2	0
• Gehen Sie vor 23.30 Uhr zu Bett?	–1	0
• Sind Sie am Abend oft in bester Stimmung?	+2	0
• Können Sie sich spät am Abend konzentrieren?	+2	0
• Gehen Sie nach Mitternacht zu Bett?	+1	0

Gesamtpunktzahl: _____

Auswertung: Sie haben auf Ihrem Tag- oder Nachtbarometer einen Wert erreicht:

- Je mehr negative Werte Sie umkringelt haben, desto mehr sind Sie ein Morgenmensch,
- Je mehr positive Werte Sie umkringelt haben, desto mehr sind Sie ein Abendmensch.

Test 5: Wie viel Schlaf haben Sie?

Schreiben Sie die Anzahl der Stunden auf.

Stunden

- Wie viele Stunden schlafen Sie während der Woche pro Nacht (durchschnittlich)? _____
- Wie viele Stunden schlafen Sie am Wochenende pro Nacht (durchschnittlich)? _____
- Wie viele Stunden schlafen Sie im Urlaub pro Nacht (durchschnittlich)? _____
- Wie viele Stunden haben Sie geschlafen, wenn Sie völlig ausgeruht aufwachen? _____

Gesamtzahl der Stunden: _____

Teilen Sie die Gesamtzahl der Stunden durch vier.

Sie erhalten: _____

Auswertung:

- *Neun Stunden und mehr:* Sie schlafen sehr viel.
- *Zwischen sechs und neun Stunden:* Sie schlafen durchschnittlich viel.
- *Weniger als sechs Stunden:* Sie schlafen wenig.

In fünf Stufen zum Fitness-Schlaf

Sie haben Bilanz gezogen über Ihren Schlaf. Sie wissen jetzt, ob Sie zu wenig schlafen oder zu viel, ob schlecht oder zu ungünstigen Zeiten.

Wie verbessern Sie die Qualität Ihrer Nächte? Wie bekommen Sie Ihren Schlaf besser in den Griff und profitieren von seinen Vorzügen?

Ich kann Ihre Gefühle erraten: Sie sind skeptisch und denken, dass es keine wirkliche Lösung gibt. Sicher haben Sie eines der folgenden Probleme:

- Sie schlafen zu wenig: Sie sehen nicht, wie Sie in Ihrem angefüllten Leben mehr Platz für Schlaf schaffen können.
- Sie schlafen schlecht: Sie halten den schlechten Schlaf für Schicksal.

Aus Mangel an etwas Besserem suchen die meisten Hilfe bei ihrem Arzt und lassen sich Beruhigungsmittel verschreiben. Manchmal ist das unumgänglich. Doch meist gibt es eine Möglichkeit, natürlich besser zu schlafen, ohne Medikament, ohne unerwünschten Nebeneffekt. Sie müssen wissen, dass die meisten Medikamente, die auf das Nervensystem einwirken, auch eine Gewichtszunahme hervorrufen, weil sie Ihre Grundenergie verringern.

Einen guten Schlaf kann man natürlich wiedererlangen, wenn man einige wichtige Regeln beachtet. Auch wenn es an Zeit fehlt, auch wenn die Skepsis die Oberhand gewinnt, es ist möglich. Meine Patienten haben es oft geschafft. Weshalb sollen Sie es nicht schaffen? Finden Sie die Idee, spontan wie ein Baby zu schlafen, nicht verführerisch?

Lernen Sie natürlich Ihren Fitness-Schlaf zu finden, wie er speziell für Sie nötig ist. Erneuern Sie Ihre intime Beziehung zu Morpheus, dem Gott der Träume, der darüber wacht, dass kein Geräusch Ihren Schlaf stört.

Sie werden sehen, es kostet Sie nur sehr wenig Mühe, Sie müssen nur fünf Stufen hinabsteigen, ohne eine auszulassen. Vertrauen Sie sich mir an, ich werde Ihnen zeigen, wie es geht.

Hier sind die fünf Stufen, die Sie hinabsteigen müssen, um mit Sicherheit Ihren Fitness-Schlaf zu finden.

Erste Stufe: Achten Sie auf Ihre biologische Uhr

Damit Sie einschlafen, muss Ihre Körpertemperatur sich verringern. Die Natur ist gut eingerichtet: Etwa ab 20 Uhr teilt Ihre biologische Uhr Ihrem Organismus mit, dass es Zeit ist, das Tempo zu verlangsamen, und er beginnt, Ihr inneres Thermometer zu senken. Schrittweise haben Sie das Gefühl, müde zu werden, und ganz deutlich wird das eine Stunde, bevor Sie zu Bett gehen. Sie betreten also die erste Stufe auf dem Weg zum Schlaf.

Jeder ist nach seinem Naturell zu einer anderen Zeit an dieser Stufe, die er nicht verpassen sollte, denn die Qualität des Einschlafens hängt davon ab.

Damit Sie herausfinden, wann bei Ihnen diese Zeit ist, sollten Sie die folgenden Fragen beantworten:

Ab welcher Uhrzeit   *Uhrzeit*
- gähnen Sie?   _____
- haben Sie allgemein kein Interesse mehr
  (an Unterhaltungen, am Fernsehen, an der
  Arbeit usw.)?   _____
- spüren Sie eine geistige Müdigkeit?   _____
- haben Sie Lust, Ihren Kopf aufzustützen?   _____
- brennen Ihre Augen, sind Ihre Lider schwer?   _____
- haben Sie das Bedürfnis, sich hinzulegen?   _____

Zählen Sie die alle notierten Uhrzeiten zusammen, und teilen Sie das Ergebnis durch sechs. Sie erhalten die Stunde, zu der Sie die erste Stufe betreten. Denken Sie daran, dass Sie von Ihrer biologischen Uhr festgelegt wird.

Das sollten Sie tun: Um diesen Vorgang nicht zu stören, der für ein gutes Einschlafen unerlässlich ist, spielen Sie mit, und akzeptieren Sie diesen Zustand der geringeren Aufmerksamkeit:

- Vermeiden Sie alles, was Sie wieder wach werden und die Stufe zurücksteigen lässt: Jetzt sollten Sie das Licht abdunkeln, sich keinem Lärm mehr aussetzen, fordernde Aktivitäten oder angeregte Gespräche meiden und sich entspannen.
- Bevorzugen Sie alles, was Sie beruhigt: Bereiten Sie Ihr Zimmer im Dunkeln vor, und schaffen Sie eine Temperatur von 19 Grad Celsius. Sie können beispielsweise das Fenster öffnen. Wenn Sie auf Düfte reagieren, können Sie beruhigende ätherische Öle verwenden, zum Beispiel Lavendel-, Orangenblüten-, Mandarinen- oder Zitronengrasöl. Sie können auch einige Tropfen davon auf Ihr Kopfkissen geben.

Zweite Stufe: Schlafen Sie in Morpheus' Armen ein

Die ideale Uhrzeit zum Einschlafen ist von Mensch zu Mensch unterschiedlich. Sie hängt von Ihrer biologischen Uhr ab, von der Stundenzahl, die Sie schlafen müssen, und daher von der Zeit, wann Sie aufstehen müssen. Um zu wissen, ob Sie sich auf der zweiten Stufe befinden, genügt es, dass Sie in sich hincinhören. Denn das Einschlafen folgt etwa eine Stunde, nachdem Sie die erste Stufe erreicht haben.

Um diese ideale Uhrzeit in etwa festzulegen, können Sie die Ergebnisse der vorhergehenden Tests verwenden, besonders wichtig ist dabei der, ob Sie Morgen- oder Abendmensch sind. Wenn Sie beispielsweise Abendmensch sind, ist es lächerlich, wenn Sie um jeden Preis um 21 Uhr schlafen gehen wollen!

Achtung: Übergehen Sie diese zweite Stufe nicht, denn Sie müssten dann Ihren nächsten Schlafzyklus abwarten. Und das würde bedeuten, dass Sie sich mindestens eineinhalb Stunden im Bett wälzen.

Was Sie tun sollten: Wenn Sie einschlafen, stoppen die Alpha-Wellen in Ihrem Gehirn und gehen in Beta-Wellen über. Hier einige Ratschläge, damit Morpheus Sie leichter in die Arme schließen kann:

- Lassen Sie sich geistig gehen, denken Sie an nichts.
- Versetzen Sie sich durch die dynamische Meditation (siehe Seite 102) in den Alpha-Zustand. Das ist ein wunderbares Hilfsmittel beim Einschlafen und um Sie auf eine gute Nacht vorzubereiten, vor allem wenn Sie unter Schlafstörungen leiden. Führen Sie die dynamische Meditation wie folgt durch: Am Ende der zweiten Stufe kommen Sie nicht zurück an die Oberfläche, sondern tauchen noch tiefer in den Alpha-Zustand ein, indem Sie sagen: »Jetzt lasse ich den Schlaf Macht über mich gewinnen, und Morpheus wird mich in seine Arme nehmen.« Sie können diese Technik jeden Abend durchführen, wenn Sie es möchten. Denn: Das beste Schlafmittel ist die Ruhe des Geistes.

Dritte Stufe: Schlafen Sie Ihren Zyklen gemäß

Sie schlafen im Durchschnitt sechs bis neun Stunden pro Nacht. Diese Schlafenszeit teilt sich in drei, vier oder fünf Zyklen. Jeder dieser Zyklen ist gleich lang, zwischen etwas weniger als einer und etwas mehr als zwei Stunden. Doch diese Dauer ist bei jedem Menschen individuell. Innerhalb jedes Zyklus spielen sich fünf Phasen ab:

- *Phase 1:* der sehr leichte Schlaf.
- *Phase 2:* der leichte Schlaf.
  Während der Phasen 1 und 2 entspannen sich Ihre Muskeln, aber Sie bleiben geräuschempfindlich, Sie haben nicht tatsächlich das Gefühl, zu schlafen.
- *Phase 3:* der tiefe Schlaf.
- *Phase 4:* der sehr tiefe Schlaf.
  Diese zwei Phasen sind sehr erholsam, Ihr Körper ist völlig entspannt und reagiert nicht auf Geräusche.
- *Phase 5:* der paradoxe Schlaf.
  Diese Phase wurde 1959 von Professor Michel Jouvet in Lyon entdeckt. Ihre Muskeln sind fast gelähmt, obwohl Ihr Gehirn wie im Wachzustand funktioniert. Das ist die Traumphase; sie befreit Sie von psychischen Spannungen und baut so Ihre Seele wieder auf.

Fazit: In der Verkettung bilden die fünf Phasen einen Zyklus. Am Ende jedes Zyklus kehren Sie in die Phase des sehr leichten Schlafes zurück. Das erklärt, weshalb Sie manchmal nachts wach werden. Die Tiefschlafphasen sind am Beginn der Nacht wichtiger, am Ende herrscht der paradoxe Schlaf vor. Sie träumen gegen Morgen mehr als beim Einschlafen. Dieser harmonische Mechanismus ist jedoch leider nicht von Dauer. Mit dem Alter wird der Schlaf schlechter.

EXPERTENMEINUNG

Der Schlafforscher Dr. Damien Léger erläutert: »Mit dem Alter nehmen die Tiefschlafphasen ab. Gleichzeitig wacht man häufiger nachts auf und reagiert empfindlicher auf Störungen von außen. Ab etwa 30 Jahren wacht man durchschnittlich nachts etwa zwanzig Mal auf. Sehr kurz nur, sodass das Wachwerden nicht ins Bewusstsein vordringt: Das Gedächtnis kommt erst ins Spiel, wenn das Wachsein länger als eine Minute dauert.«

Was Sie tun können: Wenn Sie nachts in der Phase des sehr leichten Schlafes aufwachen, macht das überhaupt nichts, vorausgesetzt, Sie schlafen schnell wieder ein. Was können Sie tun, wenn das nicht so ist? Stehen Sie auf, lesen Sie, lenken Sie sich ab, aber bleiben Sie nicht im Bett. Nachts sind schwarze Gedanken noch schwärzer, die Sorgen lasten schwerer, und die Ängste drücken noch stärker nieder. Vergessen Sie, dass Sie nicht schlafen können. Legen Sie sich einige Augenblicke später wieder hin, und führen Sie die dynamische Meditation durch, die Ihnen hilft, in die Alpha-Wellen einzutauchen.

Vierte Stufe: Regeln Sie Ihren Schlaf nach Maß

Wie viel Zeit müssen Sie schlafen? Wie viele Zyklen müssen abgelaufen sein, damit Sie fit wieder wach werden? Um das zu erfahren, nehmen Sie sich die Tests »Welcher Schlaftyp bin ich?« noch einmal vor. Fassen Sie hier die Ergebnisse folgender Tests zusammen:

Testergebnis

Test 1: Schlafen Sie zu wenig?　　　　＿＿＿＿＿

Test 2: Schlafen Sie zu viel?　　　　　＿＿＿＿＿

Test 3: Schlafen Sie schlecht?　　　　　＿＿＿＿＿

Test 4: Sind Sie ein Morgen- oder ein
　　　　Nachtmensch?　　　　　　　＿＿＿＿＿

Test 5: Wie viel Schlaf haben Sie?　　　＿＿＿＿＿

Sie brauchen also:

❑ wenig Schlaf　❑ durchschnittlich Schlaf　❑ viel Schlaf
(Kreuzen Sie die zutreffende Antwort an.)

Auswertung: Um zu entscheiden, wie viel Schlaf Sie brauchen, um fit zu werden, nehmen Sie das letzte Ergebnis (die durchschnittliche Stundenzahl an Schlaf): Es gibt Ihnen theoretisch die ideale Stundenzahl an Schlaf pro Nacht an. Ich sage theoretisch, denn Sie unterliegen wahrscheinlich Zwängen: Unter der Woche stehen Sie früh auf, um zu arbeiten; am Wochenende müssen Sie Einkäufe machen; in den Ferien treiben Sie Sport, oder Sie haben kleine Kinder, die früh wach werden usw. Kurz, es kommt vor, dass man jahrelang nicht so viel Schlaf bekommt, wie man eigentlich bräuchte. Deshalb empfehle ich Ihnen, dieses Ergebnis den Ergebnissen der anderen Tests gegenüberzustellen und den Zusammenhang zu prüfen.

Ein Beispiel:

- Sie schlafen durchschnittlich 7 Stunden 40 Minuten.
- Sie sind ein Abendmensch, und Sie gehen frühestens kurz nach Mitternacht zu Bett.
- Sie schlafen in Wirklichkeit weniger als 7 Stunden 40 Minuten, und Sie spüren Anzeichen für einen gewissen Schlafmangel.

Sie können annehmen, dass 7 Stunden und 40 Minuten die Dauer Ihres Fitness-Schlafes ist: Sie entspricht vier Zyklen zu je 1 Stunde und 55 Minuten.

Im Gegensatz dazu:

- Ihre durchschnittliche Schlafdauer beträgt 7 Stunden 30 Minuten.
- Sie sind ein Morgenmensch und gehen nach Mitternacht zu Bett.
- Sie schlafen tatsächlich 7 Stunden 30 Minuten, aber Sie haben trotzdem Zeichen für Schlafmangel gefunden.
- Sie schlafen schlecht.

Sie können davon ausgehen, dass Ihr Fitness-Schlaf mehr als 7 Stunden 30 Minuten beträgt und dass Sie nicht auf Ihr Naturell hören. In diesem Fall sollten Sie Ihre Fehler korrigieren: Gehen Sie früher schlafen, da Sie ein Morgenmensch sind, und nähern Sie sich langsam der idealen Schlafdauer, bis die Ergebnisse der Tests positiv sind.

Ihr physiologischer Zyklus: Stellen wir gemeinsam die Dauer Ihres physiologischen Zyklus fest, mithilfe eines Rechners. Das muss unbedingt geschehen, um Ihren Schlafrhythmus ebenso wie Ihren Aktivitätsrhythmus gut zu verwalten, denn auch während des Tages stehen Sie unter dem Einfluss dieser Zyklen. Im Klartext: Wenn Ihr physiologischer Zyklus zwei Stunden beträgt, müssen Sie alle zwei Stunden ausruhen oder kurz in Ihrer Aufmerksamkeit nachlassen.

Berechnungsbeispiel: Gehen Sie von der idealen Stundenzahl aus, die Sie schlafen müssen.

- Rechnen Sie die Stunden in Minuten um, indem Sie die Stundenzahl mal 60 nehmen und dann die Minuten dazuzählen.
  Beispiel: Wenn Ihre ideale Schlafdauer 7 Stunden 40 Minuten beträgt, ergibt das 7 x 60 = 420, dazu addieren Sie 40, die Gesamtsumme beträgt also 460.
- Teilen Sie diesen Wert durch vier, dann erhalten Sie die Anzahl Minuten, die Ihr Zyklus dauert, der viermal pro Nacht abläuft.

Vier Zyklen: Lassen Sie uns das Beispiel gemeinsam auswerten: Ihr Fitness-Schlaf dauert 460 Minuten, Sie teilen durch vier, Sie erhalten 115 Minuten. Sie durchschlafen also während der Nacht vier Zyklen zu je 115 Minuten.

Drei Zyklen: Wenn Sie auf weniger als 100 Minuten kommen, haben Sie nur drei Zyklen pro Nacht. Rechnen Sie noch einmal, und teilen Sie die Gesamtzahl an Minuten durch drei anstatt durch vier. Sie erhalten dann die Anzahl Minuten, die Ihr Zyklus dauert, der dreimal pro Nacht abläuft.

Fünf Zyklen: Wenn Sie auf mehr als 130 Minuten kommen, haben Sie fünf Zyklen pro Nacht. Rechnen Sie noch einmal, und teilen Sie die Gesamtzahl an Minuten durch 5 anstatt durch 4. Sie erhalten dann die Anzahl Minuten, die Ihr Zyklus dauert, der fünfmal pro Nacht abläuft.

Optimale Schlafmenge: Um auf die richtige Schlafmenge zu kommen, gehen Sie von Ihrer Weckzeit aus. Berechnen Sie, wann Sie ins Bett gehen müssen, um die richtige Schlafmenge zu bekommen.

Wenn Sie beispielsweise morgens um 8 Uhr wach werden müssen und Sie 7 Stunden 40 Minuten Schlaf brauchen, müssen Sie um 8 Uhr minus 7 Stunden 40 Minuten einschlafen, also um 0 Uhr 20. In diesem Fall sollten Sie gegen Mitternacht ins Bett gehen. Langsam wird sich Ihre biologische Uhr auf den neuen Rhythmus einstellen, und Sie werden zur idealen Zeit einschlafen.

Fünfte Stufe: Stehen Sie mit dem richtigen Fuß auf

Achtung, dass Sie die letzte Stufe nicht verfehlen, die des Wachwerdens, und womöglich mit dem falschen Fuß aufstehen. Sie könnten ausrutschen und nicht wieder in der Lage sein, zum Moment des Aufwachens zurückzukehren. Resultat: Schläfrigkeit und Mattigkeit sind garantiert.

Sie müssen immer zum Ende eines abgeschlossenen Zyklus wach werden, nach dem paradoxen Schlaf und den Träumen, die er bringt. Andernfalls muss Ihr Organismus große Anstrengungen vollführen, um aus einem Zustand herauszufinden, in dem alles aufs Schlafen programmiert ist.

Wenn Sie Ihren Schlaf gut geregelt haben, erwachen Sie hundertprozentig fit. So ist das bei Tieren, die genau die Menge und Qualität des Schlafes kennen, die ihnen gut tun. Vom »Aufstehen« an sind sie gut gelaunt: Der Hahn kräht jeden Morgen; die Katze streckt sich und braucht keinen Bewegungstherapeuten, um ihren Rücken zu kurieren, ihre Haltungen drücken offensichtlich Wohlbefinden aus; die Vögel singen und unterhalten sich; der Hund möchte spielen. Geht es Ihnen auch so?

Was Sie tun sollen: Um Ihr Erwachen so gut wie möglich zu gestalten, sollten Sie eine gewisse Reihenfolge einhalten:

- Stehen Sie nicht sofort nach dem Wachwerden auf, bleiben Sie noch einige Minuten im Bett.
- Strecken Sie sich, und atmen Sie tief.
- Stehen Sie langsam von Ihrem Bett auf, und gewöhnen Sie sich vorsichtig an Helligkeit und Lärm.
- Machen Sie langsam hell, und meiden Sie alles, was einen Angriff auf Ihre noch schlafenden Sinne unternehmen könnte (zu laute Musik, schlechte Nachrichten im Radio).
- Damit Sie wach werden, muss Ihre Körpertemperatur steigen: Nehmen Sie eine heiße Dusche.
- Bewegen Sie sich nicht hektisch, sondern machen Sie sanfte, ruhige Gesten, entsprechend dem Wachheitsgrad Ihrer Muskeln.
- Schaffen Sie sich eine angenehme Umgebung, die Ihren Sinnen zusagt, und schätzen Sie die Atmosphäre, zum Beispiel den Anblick eines hübschen Frühstücksgeschirrs, den Duft von Toast oder Kaffee.

So schlafen Sie besser

Das Erwachen ist die Rückkehr ins Leben. Es ist jeden Morgen ein Neustart, der Ihren Tag bestimmt. Doch dem Erwachen ist der Schlaf vorangestellt, und damit der besser wird, können Sie einiges tun:

Tricks, um besser zu schlafen

- Essen Sie wenigstens zweieinhalb Stunden vor dem Schlafengehen zu Abend. Sie vermeiden so, dass Verdauung und Schlaf einander in die Quere kommen.
- Bevorzugen Sie abends leichte Kost, die einen guten Ablauf der Nacht fördert. Empfehlungen finden in den Menüplänen ab Seite 176ff.
- Vermeiden Sie anregende Getränke, wie Tee oder Kaffee.
- Misstrauen Sie dem Alkohol, der zunächst beim Einschlafen hilft, aber dann im Lauf der Nacht einen Abfall des Blutzuckerspiegels bewirkt. Ergebnis: nächtliche Unruhe und garantiert Besuche am Kühlschrank.
- Verwenden Sie ein natürliches Schlafmittel: die Milch. Sie ist traditionell als Mittel zum Einschlafen beliebt. Unsere Vorfahren tranken sie vor dem Schlafengehen, heiß oder kalt, mit etwas Zucker oder Honig. Dieses Mittel von Großmutter hat seine Wirksamkeit bewahrt: Die Milch enthält eine Aminosäure (Tryptophan), die sich, besonders in Verbindung mit Zucker, in Serotonin umwandelt, das Schlafhormon.
- Achten Sie auf elektrische Wellen. Fernsehbildschirme, Computermonitore usw. stören Ihren Schlaf, vor allem wenn Sie auf Stand-by-Funktion geschaltet sind. Sie fangen negative Ionen ab, die unserem Wohlbefinden dienen. Nehmen Sie die Geräte aus Ihrem Schlafzimmer.

- Entfernen Sie Grünpflanzen aus Ihrem Schlafzimmer. Diese verbrauchen nachts Sauerstoff und geben Kohlendioxid ab.
- Schlafen Sie in einem ruhigen Zimmer, bei einer kühlen Temperatur von etwa 19 Grad Celsius, bei leicht geöffnetem Fenster.
- Geben Sie auf Ihr Kopfkissen einige Tropfen ätherisches Öl: Lavendel-, Orangenblüten-, Mandarinen- oder Zitronengras-öl wirken beruhigend.
- Gewöhnen Sie sich an regelmäßige Zeiten, damit Sie Ihre biologische innere Uhr, die für den Schlaf-Wach-Rhythmus verantwortlich ist, nicht verwirren.
- Wechseln Sie die Kleider vollständig, schlafen Sie nicht in Ihrer Tageskleidung.
- Gewöhnen Sie sich eine Art Ritual an, um sich auf den Schlaf vorzubereiten, führen Sie immer die gleichen Gesten aus, in der gleichen Reihenfolge – und das jeden Abend vor dem Bettgehen: Zähneputzen, Kleider wegräumen, Kleider für den nächsten Tag zurechtlegen oder Ähnliches.
- Schlafen Sie mit dem Kopf in Richtung Norden oder Osten.
- Der freie Energiestrom verlangt es, dass der Mann während des Schlafens links von der Frau liegt. Sie werden feststellen, dass Sie in den meisten Fällen spontan diese Ordnung gewählt haben.

Spurenelemente für den Schlaf

Morpheus schmollt mit Ihnen? Diese Spurenelemente werden Ihnen helfen, gut einzuschlafen.

- Lithium bringt Stimmungsschwankungen in Ordnung.
- Aluminium bekämpft intellektuelle Überlastung.
  Oft werden sie kombiniert eingesetzt, ihre Anwendung ist bei Kindern sehr wirksam.
- Magnesium entspannt das Nervensystem, in Verbindung

mit den vorgenannten Stoffen oder allein. Es ist besonders empfehlenswert, wenn jemand unter Krämpfen leidet oder bei Jugendlichen, die sich schlecht konzentrieren können.

Die Kuren werden zwei bis drei Wochen lang durchgeführt. Jedes Spurenelement muss wenigstens viermal pro Woche eingenommen werden, im Abstand zu den anderen (mindestens eine Stunde) und zu Mahlzeiten (wenigstens 20 Minuten vorher und drei Stunden nachher). Sie können die Kur im Verlauf eines Jahres wiederholen, wenn Sie das Bedürfnis haben.

Lithium und Aluminium werden sehr gering dosiert, denn es reicht, dem Organismus eine Botschaft von diesen Mineralstoffen zu schicken. Beim Magnesium sollten Sie sich der empfohlenen Tagesdosis von 350 mg nähern, aber 500 mg nicht übersteigen.

Spurenelemente gibt es in Form von Ampullen, flüssigen Lösungen, Tabletten, Gelatinekapseln oder Granulat. Man findet sie in Apotheken, Drogeriemärkten, Reformhäusern, Naturkostläden und in manchen Supermärkten.

Pflanzen für den Schlaf

Die nachfolgenden Pflanzen nimmt man als Kräutertee zu sich oder als Tropfen, Ampullen oder Gelatinekapseln, und zwar so lange, wie sie Ihnen nützlich scheinen. Man erhält sie in Apotheken, Drogeriemärkten, Kräutergeschäften, Reformhäusern, Naturkostläden und in manchen Supermärkten.

- Baldrian, Passionsblume, Escholtzia, Melisse oder Orangenblüte nehmen Sie am Abend nach dem Abendessen.
- Weißdorn ist in Fällen von Nervosität unentbehrlich, wenn Sie nachts das Gefühl haben, das Klopfen Ihres Herzens zu hören. Sie können ihn mit den vorhergehenden kombinieren.

Versöhnen Sie sich mit Morpheus

Ändern Sie Ihre tiefe Beziehung zum Schlaf, ich schlage Ihnen vor, die nötigen Reflexe zu erwerben, indem Sie lernen, dem Gesetz der Nacht zu folgen. Hier sind sieben praktische Ratschläge, um im Schlaf abzunehmen.

Das Gesetz der Nacht

* *Ratschlag 1:* Sie müssen wissen, welcher Schläfer Sie sind. Lernen Sie Ihren Fitness-Schlaf kennen, und zögern Sie nicht, die Tests noch einmal zu machen, wenn sich Änderungen ergeben.
* *Ratschlag 2:* Verstehen Sie den Schlaf. Behalten Sie den Mechanismus des Schlafes gut im Kopf, wie ich ihn Ihnen in den fünf Stufen erklärt habe.
* *Ratschlag 3:* Haben Sie eine kleine Aufmerksamkeit für Morpheus. Führen Sie jeden Tag oder jede Woche in Ihrem Leben ein Element ein, um die Qualität Ihres Schlafs zu verbessern. Bedienen Sie sich zum Schlafen der beschriebenen Tricks.
* *Ratschlag 4:* Benennen Sie Ihre Ziele klar. Sagen Sie sich: »Wenn ich besser schlafe, kann ich mein allgemeines Gleichgewicht und mein Essverhalten verbessern. Diese Sache hat für mich Vorrang.«
* *Ratschlag 5:* Akzeptieren Sie die Vorstellung, dass Irren menschlich ist. Wenn Sie die fünf Stufen nicht richtig hinuntersteigen und sich das auf Ihren Schlaf auswirkt, erkennen Sie, dass Sie einen Fehler gemacht haben. Geben Sie es zu, und beginnen Sie neu.
* *Ratschlag 6:* Halten Sie das, was Sie sich versprochen haben. Versuchen Sie, Ihre Beschlüsse so weit wie möglich zu respektieren. Nur so können Sie Vertrauen in sich haben

und auf sich selbst zählen. Dieser Punkt ist unentbehrlich, wenn Sie in Ihrer Beziehung zum Schlaf ein sicheres Fundament schaffen wollen.

- *Ratschlag 7:* Respektieren Sie die Gesetze des Schlafes. Versuchen Sie nicht, sie zu umgehen oder so zurechtzubiegen, wie Sie es gern hätten. Im Gegenteil, es liegt an Ihnen, eine harmonische Beziehung zu Morpheus zu unterhalten, dem Gott des Schlafes in der griechischen Mythologie. Zeigen Sie ihm, dass Sie ihn respektieren, er wird sich dankbar erweisen.

Treuekarte für Morpheus

Um die sieben Ratschläge, die das Gesetz der Nacht ergeben, zu behalten, verwenden Sie eine Treuekarte für Morpheus. Nichts einfacher als das: ein kleines Blatt Papier, das neben Ihrem Bett liegt, mit den folgenden Notizen:

Datum: _____

1 Ich erinnere mich an die Stundenzahl, die ich schlafen soll.	❏ ja	❏ nein
2 Ich erinnere mich an die fünf Stufen des Schlafes.	❏ ja	❏ nein
3 Ich habe eine kleine Aufmerksamkeit für Morpheus.	❏ ja	❏ nein
4 Ich spreche im Geist meine Ziele aus.	❏ ja	❏ nein
5 Ich täusche mich manchmal beim Hinuntersteigen der fünf Stufen	❏ ja	❏ nein
6 Ich versuche, das zu halten, was ich mir versprochen habe.	❏ ja	❏ nein
7 Ich respektiere die Regeln von Morpheus.	❏ ja	❏ nein

Achten Sie darauf, dem Schlaf wieder seine Bedeutung zukommen zu lassen. Zögern Sie nicht, ihm für einige Zeit Vorrang einzuräumen und dabei das Gesetz der Nacht zu befolgen. Wenn nötig, verwenden Sie die Treuekarte für Morpheus. Seien Sie nicht beunruhigt, wenn Sie Fehler machen, all diese Regeln werden Ihnen sehr bald in Fleisch und Blut übergehen.

Wenn Sie Ihren Schlaf korrigieren, öffnen Sie dem allgemeinen Gleichgewicht und der Vitalität alle Tore. Diese wiedergewonnene Lebensenergie wird Sie zur Schlankheit führen.

Fallbeispiel: Sophie T. ist eine gestresste Frau. Sie hastet den ganzen Tag, weil sie mit der Doppelbelastung von Haushalt und Büro fertig werden muss. Nachts ist sie zu erledigt, um gut zu schlafen. Tagsüber ernährt sie sich verkehrt und knabbert dauernd irgendetwas, trotz ihrer guten Vorsätze. »Seit ich gelernt habe, die fünf Stufen des Schlafes hinabzusteigen, schlafe ich gut. Ich habe bemerkt, dass ich vernünftiger esse und weniger Lust auf Knabbereien habe. Ich habe den Eindruck, dass der Schlaf mir die Energie bringt, die ich früher in der Ernährung gesucht habe. Vor eineinhalb Jahren war ich acht Kilogramm zu schwer. Davon habe ich vier Kilogramm in drei Wochen verloren und weitere vier in zwei Monaten.«

So wird es auch Ihnen bald gehen. Denken Sie positiv. Betrachten Sie Ihre Fortschritte: Sie sind in der Lage Ihren Schlaf in den Griff zu bekommen, um im Schlaf abzunehmen.

9 Essen, um Fett zu verbrennen

>»Und wenn Sie voll in einen Apfel beißen, sagen
>Sie ihm von ganzem Herzen: deine Samen wer-
>den in meinem Körper leben, und deine zukünfti-
>gen Knospen werden in meinem Herzen blühen,
>dein Duft wird mein Atem sein, und gemeinsam
>werden wir alle Jahreszeiten genießen.«
>
>*Khalil Gibran*

Sie haben viele verschiedene Wahrheiten über eine Ernährung,
die zur Schlankheit führt, gehört. In diesem undurchdring-
lichen Dickicht von Informationen, von Ideen, von mehr oder
weniger ernsthaften Enthüllungen haben Sie es schwer, für
sich eine wertbeständige Ernährungskultur zu formen.

Grundprinzipien einer guten Ernährung

Sicher, Sie haben im Lauf der Zeit das angenommen, was Ihnen gefallen hat. Aber wissen Sie, wie man Gewicht verliert
und Vitalität gewinnt? Haben Sie es gelernt, abzunehmen, ohne aus dem Gleichgewicht zu kommen oder frustriert zu sein?
Schaffen Sie es, Ihre guten Vorsätze durchzuhalten? Behalten
Sie Ihren Erfolg ohne Schwierigkeiten bei? Wahrscheinlich
nicht. Und doch sollte eine angepasste Ernährung Ihnen all
das ermöglichen. Es gibt also etwas, was nicht stimmt.

Ich rate Ihnen, sich ein für allemal die Grundprinzipien der
Ernährung anzueignen. Sie basieren auf den aktuellen wissen-

schaftlichen Erkenntnissen und auf meiner beruflichen Erfahrung.

Sie werden sie leicht, ja fast instinktiv respektieren, denn ich habe Sie gelehrt, Ihr natürliches Essverhalten wiederzufinden. Das ist die vierte Strategie meiner Methode.

Essen Sie normal, und nehmen Sie dabei ab

Es wird Ihnen zunächst zwar schwierig erscheinen, aber Sie müssen Ihre vorgefassten Meinungen vergessen. Befreien Sie sich von der Tyrannei der Kalorien.

Man hat Ihnen immer gesagt, dass Sie weniger essen müssen, um abzunehmen. Sie haben daher nur noch eine Idee im Kopf, die Gleichung: weniger Kilos = Entzug. Wie oft habe ich das bei meinen Patienten festgestellt! Um abzunehmen, müssen Sie nicht weniger essen und Mangel leiden, Sie müssen nur besser essen.

Viele Menschen sind von der Kalorienzählerei geradezu besessen. Sie nehmen die Mitteilungen ihres Körpers nicht wahr. Und die Erfinder von Wunderdiäten ermuntern sie natürlich auch nicht dazu. Denken Sie das Gegenteil, und Sie schlagen die richtige Richtung ein!

Die Kalorien sind Ihre Freunde

Sie sind nicht einverstanden? Also, dann beantworten Sie mir erst einmal folgende Fragen:

- Leben Sie, ohne zu atmen?
- Haben Sie Ihren Tag verbracht, ohne sich zu bewegen?
- Arbeiten Sie nie?
- Sprechen Sie nicht?
- Denken Sie nicht nach?
- Hat Ihr Herz aufgehört zu schlagen?
- Haben Sie nie Empfindungen?

• Haben Sie nicht das Bedürfnis, sich an Temperaturschwankungen anzupassen?

Sie tun das alles? Sehen Sie, um normal zu funktionieren, braucht Ihr Organismus Energie. Diese Energie wird ihm durch die Kalorien zugeführt, die Sie aufnehmen. Indem Sie weniger Nahrung verzehren, erschöpfen Sie sich und hungern sich aus.

Wie zeigt sich das? Durch Müdigkeitsanfälle, Nervosität und Heißhunger zwischen den Mahlzeiten.

Nach einigen Tagen der Herrschaft der wenigen Kalorien halten Sie es nicht mehr aus, Sie werden schwach: Sie öffnen den Vorratsschrank in der Küche, und Sie stürzen sich auf die knusprig braunen, süßen Kuchen und leeren die ganze Packung, Sie bleiben im Supermarkt vor dem Süßwarenregal stehen und können dem leckeren Marzipan nicht widerstehen, Sie verschlingen mehrere Hand voll Erdnüsse während der Abschiedsfeier für Ihren Kollegen im Büro.

Sie haben in kurzer Zeit Gewicht verloren, die raschen Kilos sind weggeschmolzen. Sie beginnen, die hartnäckigen Kilos in Angriff zu nehmen und hoffen die beständigen Kilos Ihres Idealgewichtes zu erreichen. Mit den Snacks und den Heißhungeranfällen kommen auch die Kilos wieder zurück. Sie wissen, wie es weitergeht: Die Gewichtskurve steigt schneller und höher.

Sie sind deshalb sauer auf sich. Sie machen sich Vorwürfe. Sie glauben, dass es sich um mangelnde Willenskraft handelt, obwohl Ihre Reaktion nur ein körperlicher Überlebensreflex ist! Ihr Körper zwingt Sie, die Kalorien zu sich zu nehmen, die er zum Stoffwechsel und für die Aktivitäten, die Sie ihm aufgeben, braucht. Überlegen Sie einmal: Haben Sie schon einmal erlebt, dass ein Auto ohne Benzin fährt?

Bevor Sie die Kalorien dafür verantwortlich machen, sollten Sie sich fragen, ob Ihre Nahrungszufuhr für Ihren Energieaufwand ausreicht. Bei drei täglichen Mahlzeiten, dazu einigen kleinen Zwischenmahlzeiten, müssen Sie Ihrem Körper die Energie zuführen, die er braucht.

MERKE!
- **Versuchen Sie, kein Minus an Kalorien zu schaffen.**
- **Es gibt kein richtiges Essverhalten, wenn Ihr Kalorienhaushalt im Minus ist.**
- **Sie können nicht dauerhaft und gesund abnehmen, wenn Sie nicht bei guter Gesundheit sind oder wenn es Ihnen an Energie fehlt.**

Ändern Sie Ihre Ansicht

Sie wissen, dass eine Verbesserung Ihres Essverhaltens der Schlüssel zur Gewichtsabnahme ist. Meine Methode hat Ihnen gezeigt, wie diese zu erreichen ist, nämlich durch die Maßnahmen, die zu einem guten allgemeinen Gleichgewicht führen. Wenn Sie nun die Ernährungsregeln auf die Qualität Ihrer Nahrung anwenden, und nicht auf die Quantität, sind Sie in der Lage, spontan und ohne Mühe abzunehmen und dabei mehr Vitalität zu gewinnen.

Die Schlankheitsgleichung, die ich Ihnen vorlege, sieht anders aus als jene, die Sie kennen:

Normale Mahlzeiten + Zwischenmahlzeiten = weniger Kilos

Sie glauben mir wahrscheinlich nicht. Das wundert mich nicht, denn Sie stehen immer noch unter dem Einfluss der Theorien, die Sie jahrelang gehört oder gelesen haben. Aber erinnern Sie sich, dass Sie Ihre Denkweise ändern müssen. Deshalb behaupte ich, dass gut essen Fett verbrennt und Sie in die Lage versetzt, nicht wieder zuzunehmen.

Die Kalorien verschwinden von ganz allein

Nicht ich behaupte das, sondern die Wissenschaftler, die auf den Energiestoffwechsel spezialisiert sind. Wenn Sie ein normales Leben führen, braucht Ihr Organismus Kalorien, um:

- seine Basisfunktionen (Atmung, Kreislauf, Herzrhythmus, Zellaufbau usw.) sicherzustellen – das ist der Energieverbrauch im Ruhezustand,
- Nahrung aufzunehmen und zu verdauen – das ist der Energieverbrauch nach dem Essen,
- Bewegungen auszuführen – das ist der Energieverbrauch für körperliche Aktivität.

Und dabei ist noch der Energieverbrauch berücksichtigt für:

- die Regulierung der Temperatur, beispielsweise das Bekämpfen der Kälte,
- die berufliche oder sportliche Betätigung,
- natürliche physiologische Vorgänge, wie Wachstum, Schwangerschaft, Stillen.

Der gesamte Energieverbrauch, das heißt die Kalorienanzahl, die täglich verbrannt wird, setzt sich folgendermaßen zusammen:

- Energieverbrauch im Ruhezustand: 70 bis 75 Prozent,
- postprandialer Energieverbrauch (nach der Nahrungsaufnahme): 10 bis 15 Prozent,
- Energieverbrauch bei körperlichen Aktivitäten: 15 bis 20 Prozent.

Sie sehen, die Kalorien Ihrer Mahlzeiten werden automatisch verbrannt, weil Sie schon für die einfache Tatsache, dass Sie leben, viel verbrauchen. Essen, verdauen, Nahrungsmittel umwandeln und speichern braucht Energie: die Entsprechung zu eineinhalb Stunden Wandern oder 30 Minuten Jogging! Wozu soll es dann gut sein, Hunger zu leiden und sich die Energie zu versagen, die für die Gesundheit notwendig ist? Weshalb dann an Knabbereien geraten und Heißhungeranfällen zum Opfer fallen?

Woher kommt das Übergewicht?

Aber weshalb, fragen Sie mich, habe ich dann Übergewicht? Weil Sie zu viel und weil Sie verkehrt essen.

Sie müssen wissen, dass die Nahrungsmittel nicht gleichwertig sind. Aus drei Gründen:

Grund 1: Nicht alle Nahrungsmittel enthalten die gleiche Kalorienanzahl:
- 1 Gramm Proteine liefert 4 kcal.
- 1 Gramm Kohlenhydrate (Zucker) liefert 4 kcal.
- 1 Gramm Lipide (Fette) liefert 9 kcal.

Grund 2: Die Nahrungsmittel verbrauchen nicht alle gleich viel Energie, um aufgenommen und gespeichert zu werden:
- Wenn Sie 100 kcal aus Proteinen zu sich nehmen, verbrauchen Sie dafür 25.
- Wenn Sie 100 kcal aus Zucker zu sich nehmen, verbrauchen Sie dafür 15.
- Wenn Sie 100 kcal aus Fetten zu sich nehmen, verbrauchen Sie dafür 4.

EXPERTENMEINUNG

Dr. Daniel Rigaud, von der Ernährungsabteilung in der Klinik Bichat in Paris, bestätigt: »Nach der Aufnahme von Nahrung leistet der Organismus Verdauungs- und Stoffwechselarbeit, die den gesamten Energieverbrauch steigert. So kostet die Auf-

nahme von Proteinen 25 Prozent der Energie, die sie liefern, die Aufnahme von Kohlehydraten im Durchschnitt 15 Prozent und die von Fetten 4 Prozent.«

Grund 3: Die Nahrungsmittel führen nicht alle zur gleichen Gewichtszunahme:

- Überschüssige Proteine werden nur in sehr geringem Maß gespeichert.
- Überschüssige Zucker werden in geringem Maß gespeichert.
- Überschüssige Fette werden fast vollständig gespeichert.

EXPERTENMEINUNG

»Die Kohlenhydrate und die Proteine haben nur eine beschränkte Speicherfähigkeit ... Das physiologische Gleichgewicht beim Menschen ist anfällig für eine übermäßige Aufnahme von Fetten in der Nahrung. Der Überschuss an Fetten wird wegen einer schlechten Selbstregulierung leicht gespeichert.« – *Bernard Messing, 1998*

Sie haben alles verstanden?

Es ist klar, dass eine fettreiche Ernährung einen Überschuss an Kalorien bringt. Sie brauchen nur wenig Kalorien, um sie zu verarbeiten, und haben große Chancen, das meiste davon zu speichern.

Im Gegensatz dazu ist eine kohlenhydratreiche Ernährung deutlich kalorienärmer. Sie brauchen mehr Energie, um sie aufzunehmen, und Sie haben ein geringeres Risiko, sie zu speichern.

Lassen Sie uns mit einem Bild arbeiten, um das Prinzip besser zu verstehen: Stellen Sie sich vor, dass Sie zu zweit eine Mahlzeit einnehmen. Stellen Sie sich zwei Teller vor, die mit der gleichen Menge an Nahrung vor Ihnen stehen. Wenn Ihrer kohlenhydratreiche Nahrung enthält, nehmen Sie beim Essen ab. Wenn dagegen der Teller Ihres Partners mit fettreicher Nahrung gefüllt ist, wird er beim Verlassen des Tisches ein Maximum an Kalorien speichern, ohne das zu wissen.

Der Schwerpunkt liegt also auf einer Änderung der Ausgewogenheit und der Qualität Ihrer Ernährung, nicht auf einer gewaltsamen Reduzierung der Menge.

Konzentrieren Sie sich nicht auf ein falsches Ziel

Sie wollen Fett abschmelzen, nicht sich aushungern, indem Sie den Kalorien den Krieg erklären, die Ihnen ganz im Gegenteil beim Abnehmen helfen können. Aber:

- Wie sollen Sie sich ernähren?
- Wie sollen Sie Ihre Mahlzeiten zusammenstellen?
- Wie sollen Sie Ihre Kalorienzahl verwalten, um abzunehmen?

Ganz einfach, mit acht Ernährungsregeln, die von den besten Spezialisten der Gegenwart aufgestellt wurden. Ich habe sie oft in meiner Praxis angewendet. Sie erzielen mit Sicherheit Ergebnisse. Ich stelle Sie Ihnen in einfacher und praktischer Form vor. Mannequins wenden sie an und machen sie mit einigen kleinen Tricks, die ich Ihnen verrate, noch wirkungsvoller.

Ihr Antifett-Plan

Durch ihn werden Sie Fett verbrennen und es nicht wieder ansetzen, weil Sie eine ausgewogene und appetitliche Nahrung zu sich nehmen. So können sie gleichzeitig abnehmen und genießen, während Sie Ihre Figur wiedergewinnen. Der Antifett-Plan besteht aus den folgenden acht Regeln:

Regel 1: Essen Sie drei Mahlzeiten am Tag

So gewinnen Sie am besten die Energie, die Sie brauchen, aus der Nahrung. Überspringen Sie keine Mahlzeit.

Nehmen Sie ein gutes Frühstück ein, es ist der Beginn Ihres Tageslaufs. Sie sollten damit den ganzen Vormittag durchhalten können. Lassen Sie sich von meinen Menüs zum Aufwachen (siehe Seite 176ff.) anregen.

Mittags sollten Sie richtig essen. Geben Sie Ihrem Motor genügend Treibstoff, um bis zum Abend energiegeladen zu sein. Bedienen Sie sich bei meinen anregenden Menüs (siehe Seite 176ff.).

Am Abend ist ein leichtes Essen gut, vor allem wenn Sie gerade beim Schlankwerden sind. Es lohnt sich nicht, vollzutanken, denn Ihr Motor arbeitet nachts mit geringerer Drehzahl. Sehen Sie in meinen Menüs zum Einschlafen (siehe Seite 176ff.) nach, um beim Schlafen abzunehmen.

Fallbeispiel: Chloé T., Mannequin, erzählt: »Wenn ich arbeite und morgens nichts esse, mangelt es mir am Vormittag an Energie. Ich fühle mich erledigt und bin bei den Castings nicht voll auf der Höhe. Es ist keine gute Idee, morgens nichts zu essen: Knabbereien sind vorprogrammiert und ein Unglück für meine Figur. Doch ich habe ein Mittel gefunden, um diese üblen Überraschungen zu vermeiden: ein wirklich gutes Frühstück.«

Regel 2: Ändern Sie Ihre Essgewohnheiten

Um Ihre Mahlzeiten gut zu verdauen, die Nahrungsmittel aufzunehmen, die Sie brauchen und jene auszuscheiden, die Ihnen nicht zuträglich sind, ist es wichtig, dass Sie einige Fehler vermeiden, die Sie häufig begehen.

Hier einige Ratschläge, um Ihr Essverhalten zu verbessern:
• Nehmen Sie Ihre Mahlzeiten ruhig und entspannt ein, ver-

meiden Sie Fernsehen, Radio, Lektüre oder zu angeregte Unterhaltung.

- Nehmen Sie Ihre Mahlzeiten im Sitzen ein, in einem Zimmer, in dem nicht geraucht wird.
- Bleiben Sie wenigstens 20 Minuten am Tisch sitzen.
- Betrachten und riechen Sie die Nahrungsmittel, bevor Sie diese verzehren.
- Kauen Sie die Nahrungsmittel wenigstens 15 Sekunden, dies entspricht etwa 15 langsamen Kaubewegungen.
- Konzentrieren Sie sich auf den Geschmack der Nahrungsmittel, die Sie im Mund haben.
- Achten Sie auf Ihre Verdauung, und vermeiden Sie alle Hektik nach dem Essen. Gehen Sie schrittweise wieder zu Ihrer Tätigkeit über.

Wenn Sie diese Ratschläge befolgen, vermeiden Sie Verdauungsstörungen wie Blähungen und Völlegefühl.

Regel 3: Ernähren Sie sich ausgewogen und abwechslungsreich

Essen Sie stets vielseitig, um den Nahrungsmitteln die Nährstoffe entnehmen zu können, die Ihr Organismus zum Funktionieren braucht.

Nehmen Sie bei jeder Mahlzeit Folgendes zu sich: Proteine, komplexe Kohlenhydrate, Fette, Ballaststoffe, Mineralstoffe, Spurenelemente und Vitamine. Beachten Sie, dass Ballaststoffe, Mineralstoffe, Spurenelemente und Vitamine keine Kalorien enthalten.

- Proteine sind enthalten in Fleisch, Fisch, Eiern, Wurstwaren, Milchprodukten, Hülsenfrüchten, Soja, Weizenkeimen, Mandeln, Hasel- und Walnüssen.
- Komplexe Kohlenhydrate sind enthalten in Kartoffeln, Reis,

Nudeln, Hülsenfrüchten, Vollkornbrot, Graubrot, Cerealien.

- Fette sind enthalten in tierischen Proteinquellen (siehe
oben), aber auch in Pflanzenölen, Butter, Margarine.
- Ballaststoffe sind enthalten in frischem Obst und Gemüse,
grünen Gemüsen, Hülsenfrüchten, Cerealien, Vollkornbrot,
Kleiebrot und allen Broten aus nicht oder gering raffiniertem
Mehl.
- Mineralstoffe und Spurenelemente sind enthalten in den
meisten Nahrungsmittelarten, wenn Sie alles essen; be-
sonders viel stecken in Meeresfrüchten und unraffinierten
Produkten,
- Vitamine sind enthalten in allen Nahrungsmitteln, aber vor
allem in frischem Obst und Gemüse.

Denken Sie daran, Ihre Menüs abwechslungsreich zu gestalten, um die Vorteile einer ausgewogenen Ernährung zu nützen.

Fallbeispiel: Juliet H., Irin, Mannequin: »Während der Tage nach einer Modenschau versuche ich, um meine Figur zu halten oder nach
einigen Ausrutschern wiederzuerlangen, viele verschiedene Nahrungsmittel in kleinen Mengen zu mir zu nehmen. So verdaue ich
gut, scheide gut aus und habe genug Energie, um mich auf die in-
tensive Arbeit, die mich erwartet, vorzubereiten.«

Regel 4: Verbessern Sie die Qualität Ihrer Ernährung

Wenn Sie abnehmen wollen, müssen Sie besser essen. Einige
Nahrungsmittel sind empfehlenswert, von anderen ist abzu-
raten:

- Reduzieren Sie insgesamt Ihren Fettkonsum.
- Verwenden Sie raffinierte Pflanzenöle nur zum Kochen.

- Verwenden Sie nicht zu viel Butter – in kleinen Mengen ist sie allerdings unentbehrlich.
- Verwenden Sie in Maßen kalt gepresste native Pflanzenöle, die gute essenzielle Fettsäuren enthalten.
- Achten Sie besonders darauf, Proteine zu sich zu nehmen, denn das ist der einzige Weg, um abzunehmen, ohne Muskelmasse zu verlieren.
- Essen Sie kein fettes Fleisch, wie es das meiste rote Fleisch und die meisten Wurstwaren sind. Bevorzugen Sie weißes Fleisch, Geflügel (ohne Haut), Wild, außerdem Fisch und Eier.
- Essen Sie nicht zu viel Milchprodukte und Weichkäse, auch sie sind zu fett. Wählen Sie Produkte aus entrahmter Milch oder Hartkäse wie den Emmentaler.
- Geben Sie den komplexen Kohlenhydraten einen Platz in Ihrer täglichen Ernährung. Sie liefern einen großen Teil der Energie, die Sie brauchen.
- Vermeiden Sie so oft wie möglich die einfachen Kohlenhydrate, zum Beispiel weißen Zucker, Bonbons, Süßigkeiten, gezuckerte Desserts, Limonaden oder Fruchtsäfte mit Zuckerzusatz. Sie fördern die Speicherung der Fette, die gemeinsam mit diesen Lebensmitteln verzehrt werden. Sie verwandeln sich teilweise in Fett und rufen rasch das Phänomen eines hypoglykämischen Reflexes hervor, der sich innerhalb von zwei Stunden in Form von Heißhunger zeigt.
- Wählen Sie frische Früchte, natürliche Fruchtsäfte ohne Zuckerzusatz, schwarze Schokolade, die viel Kakao und wenig Zucker enthält.
- Gleichgültig, welche Kohlenhydrate Sie zu sich nehmen, seien Sie immer misstrauisch bei der Verbindung von Kohlenhydraten und Fett. Wenn Sie beispielsweise ein Nudelgericht verzehren, warten Sie bis zur nächsten Mahlzeit, um

einen Camembert zu genießen. Wenn Sie sich Gebäck zum Nachtisch gönnen, essen Sie kein Fett während der Mahlzeit.

- Essen Sie mehr Ballaststoffe. Sie haben keine Kalorien, nehmen Wasser auf, verbessern die Verdauung und helfen Ihnen, einen Teil der Zucker und Fette aus der Nahrung auszuscheiden. Die Ernährungswissenschaftler bestätigen, dass sie einen Teil der Energiedichte aus Ihrem Essen verringern.
- Essen Sie aromatische Kräuter wie Basilikum, Estragon und Kräuter der Provence – sie sind verdauungsfördernd und schmecken lecker.
- Trinken Sie Wasser (mindestens eineinhalb Liter pro Tag) und Brühen, um Gifte auszuschwemmen und den Ausscheidungsprozess zu fördern, der zum Abnehmen nötig ist.

Fallbeispiel: Verena, Deutsche, Mannequin: »Vor den Präsentationen der Kollektionen muss ich oft einige Kilos abnehmen. Ich zwinge mich, zwei oder drei Wochen lang drei Liter Flüssigkeit pro Tag zu trinken, um so viel wie möglich auszuscheiden und das schlecht platzierte Fett loszuwerden. Das ist eine Radikalkur, um rechtzeitig fertig zu sein. Ich höre auf, wenn meine Regel einsetzt, da man in dieser Zeit dazu neigt, Wasser zu speichern, und beginne anschließend wieder.«

- Vorsicht vor Aufputschmitteln wie Tee und Kaffee, die Ihren Stress verstärken können und im Verlauf von zwei Stunden doppelt müde machen. Deshalb greifen Sie dann zu Snacks. Trinken Sie lieber Kräutertee und Zichorienkaffee.
- Meiden Sie Alkohol, er hat zu viele Kalorien. Genehmigen Sie sich von Zeit zu Zeit ein oder zwei Gläser guten Wein. Wenn Sie zu einem Cocktail eingeladen werden, sollten Sie lieber Champagner trinken.

Regel 5: Berechnen Sie Ihre Kalorien

Um Fett zu verbrennen und nicht wieder anzusetzen, müssen Sie das Energiegleichgewicht in Ihrer Ernährung ändern. Im Klartext, Sie müssen mehr gute Kalorien zu sich nehmen und weniger schlechte. Dabei ist es immer wichtig, die für Ihre Aktivitäten nötige Menge aufzunehmen. Sie müssen den Kalorien nicht den Krieg erklären und sie verdrängen wollen, es sei denn, Sie essen mehr als Sie verbrauchen.

Im Verlauf eines Tage sollten die aufgenommenen Kalorien sich wie folgt zusammensetzen:
• Fette: 30 Prozent,
• Proteine: 15 Prozent,
• Kohlenhydrate: 55 Prozent.

Wenn Sie beispielsweise 2000 Kalorien am Tag brauchen, dann sieht die Rechnung so aus:
• 600 Kalorien aus Fetten (30 Prozent von 2000),
• 300 Kalorien aus Proteinen (15 Prozent von 2000),
• 1100 Kalorien aus Kohlenhydraten (55 Prozent von 2000).

Wie soll man schätzen, wie viele Kalorien von Fetten, Proteinen und Kohlenhydraten geliefert werden?

Erinnern Sie sich, dass die Nahrungsmittel unterschiedlich sind:

1 g Fette	**1 g Proteine**	**1 g Kohlenhydrate**
liefert	*liefert*	*liefert*
9 Kalorien	**4 Kalorien**	**4 Kalorien**

Sie müssen also in Betracht ziehen, dass bei der gleichen Menge eines Nahrungsmittels die Fette doppelt so viele Kalorien liefern wie Kohlenhydrate und Proteine.

Sie können bei der Berechnung der Kalorien auf zwei Arten vorgehen: Die eine ergibt Annäherungswerte, doch sie ist einfach, praktisch und immer verwendbar; die andere ist mathematisch und man braucht einen Taschenrechner dafür.

Erste Formel für die Kalorienberechnung

Um richtig und ausgewogen zu essen, ohne großartige Berechnungen anstellen zu müssen, verwenden Sie die Formel 421 = KPF (Kohlenhydrate, Proteine, Fette).

Anders gesagt, essen Sie täglich bei jeder Mahlzeit:

- 4 Portionen Kohlenhydrate,
- 2 Portionen Proteine,
- 1 Portion Fette.

Eine Portion entspricht einer Durchschnittsmenge von jedem dieser Nahrungsmittel. Sie ist unterschiedlich, denn wir haben nicht alle den gleichen Energiebedarf. Die Gesamtheit dieser Portionen muss Ihren Hunger stillen.

Diese berühmte Formel wurde in den siebziger Jahren von Professor Albert Creff aufgestellt. Sie ist heute der Maßstab in der Ernährungswissenschaft. Die jüngsten wissenschaftlichen Veröffentlichungen zur Ernährung beispielsweise von Leistungssportlern bestätigen sie.

Ich schätze auch den praktischen Aspekt der Formel 421 und empfehle sie daher meinen Patienten. Sie ist für Sie das einfache und natürliche Hilfsmittel, um die richtige Anzahl Kalorien zu sich zu nehmen.

Wie Professor Creff wiederholt sagte, erlaubt »421 = KPF von allem wenig und von wenigem genug« zu essen.

Benützen Sie die Tabelle auf Seite 165. Sie finden dort auf einen Blick die Listen der Nahrungsmittel, die Sie verzehren sollten.

Lebensmittel, die Ihnen gut tun

Um abzunehmen, wählen Sie aus den Nahrungsmitteln der gegenüberliegenden Tabelle nach den Prioritäten, die ich Ihnen in der vorhergehenden Regel angegeben habe: Verbessern Sie die Qualität Ihrer Ernährung. Vermeiden Sie beispielsweise so weit wie möglich die einfachen Kohlenhydrate aus der vierten Spalte, und greifen Sie häufig zu der Rohkost aus der ersten Spalte.

Nehmen Sie als Beispiel ein gängiges ausgewogenes Menü

- Feldsalat mit Öl
- Kalbsbraten
- Mischgemüse
- frische Butter
- Käse
- Eiscreme
- Brot

dann sieht die Rechnung so aus:

Salat	=	1 K (Rohkost)
Mischgemüse	=	1 K (gekochtes Gemüse)
Brot	=	1 K (komplexe Kohlenhydrate)
Eiscreme	=	1 K (einfache Kohlenhydrate)
Kalbsbraten	=	1 P (nicht aus Milch)
Käse	=	1 P (aus Milch)
frische Butter	=	½ F (tierisch)
Öl	=	½ F (pflanzlich)
Gesamt	=	4 K, 2 P, 1 F = 421 KPF

K KOHLEN-HYDRATE	K KOHLEN-HYDRATE	K KOHLEN-HYDRATE	K KOHLEN-HYDRATE	P PROTEINE	P PROTEINE	F FETTE*
Quelle für: Vitamine, Mineralstoffe, Ballaststoffe	**Quelle für:** Vitamine, Mineralstoffe, Ballaststoffe	**Quelle für:** Vitamine, Mineralstoffe, Ballaststoffe	**Quelle für:** Vitamine, Mineralstoffe, Ballaststoffe	**Wichtig für:** Wachstum, Erhaltung der Zellen, Aminosäuren, Vitamine, Spurenelemente	**Wichtig für:** Wachstum, Erhaltung der Zellen, Aminosäuren, Vitamine, Spurenelemente	**Wichtig für:** Energiereserven, Fettsäuren, Vitamine
Rohkost	**Gekochtes Obst und Gemüse**	**Komplexer Zucker**	**Einfacher Zucker**	**Proteine aus Milch**	**Proteine aus anderen Produkten**	**Tierische Fette**
Beispiele: Äpfel, Birnen, frische Fruchtsäfte, Gurke, Karotten, Orangen, Rettich, Salate, Sojasprossen, Tomaten, Trauben	*Beispiele:* Artischocken, Auberginen, Erbsen, Gemüsesuppe, grüne Bohnen, Kohl, Kompott, Porree, Spinat, Zucchini	*Beispiele:* Brot, Getreide (Weizen, Mais, Gerste, Hafer), getrocknete Bohnen, Grieß, Kartoffeln, Linsen, Nudeln, Reis, Zwieback	*Beispiele:* Bonbons, Eiscreme, Fruchtmark, gezuckerte Getränke, Honig, kandierte Früchte, Marmeladen, Schokolade, Zucker	*Beispiele:* Joghurt, Käse, Milch (Vollmilch für Kinder, entrahmte oder fettarme für Erwachsene), Quark	*Beispiele:* Eier, Fisch, Fleisch (Rind, Hammel, Kalb, Schwein), Geflügel, Innereien, Meeresfrüchte, Wurstwaren	*Beispiele:* Butter, Fleisch (Rind, Schwein, Hammel usw.), Sahne, Wurstwaren
Liefert: Zucker in geringer oder mittelgroßer Menge, Mineralstoffe, Ballaststoffe, Vitamin C, Karotin (Provitamin A), Wasser	*Liefert:* Zucker in kleinen oder mittelgroßen Mengen, Mineralstoffe, Ballaststoffe, Vitamin C in kleinen Mengen	*Liefert:* Stärke, Vitamin B, Mineralstoffe (Magnesium), Ballaststoffe (Kleie)	*Liefert:* Vor allem Saccharose, wenig Vitamine, wenig Mineralstoffe, wenig Ballaststoffe	*Liefert:* Vitamine des B-Komplexes, Kalzium, Phosphor	*Liefert:* Vitamine des B-Komplexes, Eisen, Phosphor	*Liefert:* Gesättigte Fettsäuren, Vitamin A
						Pflanzliche Fette
						Beispiele: Fetthaltige Früchte (Nüsse, Pistazie, Avocado etc.), Margarine, Öle (Sonnenblume, Mais, Olive, Erdnuss usw.)
						Liefert: Ungesättigte Fettsäuren, Vitamin E

* Sowohl tierische als auch pflanzliche Fette sind für die Gesundheit notwendig, deshalb muss man täglich ⅓ F tierischen und ⅔ F pflanzlichen Ursprungs verzehren.

Zweite Formel für die Kalorienberechnung

Wenn Sie Ihre Kalorien ganz genau berechnen möchten, verwenden Sie für jedes Nahrungsmittel die Formel:

Gramm Fette   x 9 = Anzahl der Kalorien
Gramm Proteine   x 4 = Anzahl der Kalorien
Gramm Kohlenhydrate   x 4 = Anzahl der Kalorien

Teilen Sie die so erhaltene Anzahl durch die Gesamtanzahl der Kalorien, die Sie am Tag zu sich genommen haben. Sie erhalten den Prozentsatz Kalorien aus Fetten, Proteinen und Kohlenhydraten.

Beispiel: Wenn Sie 90 Gramm Fett verzehrt und am Tag insgesamt 2000 Kalorien aufgenommen haben, dann haben die Fette Ihnen 90 x 900 = 810 Kalorien geliefert. 810 geteilt durch 2000 = 0,40, das heißt 40 Prozent Ihrer Kalorien stammten aus Fetten. Was, wie Sie wissen, deutlich zu viel ist.

Anwendung: Diese Rechenmethode lässt sich bei Fertiggerichten anwenden, da dort die Menge der Nährstoffe auf dem Etikett angegeben ist, außerdem für selbst zubereitete Gerichte, wenn Sie eine Kalorientabelle verwenden.

Wichtig: Das Geheimnis der Schlankheit liegt in den 30 Prozent Kalorien, die aus Fetten stammen. Das ist eine Grenze, die nicht überschritten werden darf. Ich habe festgestellt, dass meine Patienten mit Übergewicht diese Grenze immer deutlich überschritten hatten. Um das Abnehmen zu beschleunigen und Ihren Körper zu zwingen, auf die Reserven zurückzugreifen, senken Sie diese Grenze so lange wie nötig auf 15 Prozent aller Kalorien. Wenn Sie Ihr Idealgewicht erreicht haben, kehren Sie zu den 30 Prozent zurück.

Regel 6: Essen Sie Ihrem Bedarf entsprechend

Sie müssen Ihre Ernährung so einteilen, dass Sie keinen Hunger haben. Nur so erlauben Sie Ihrem Organismus gut zu funktionieren und erreichen Ihr Idealgewicht wieder.

Die Anzahl Kalorien, die Sie benötigen, hängt von Ihrem Körperbau und Ihren Aktivitäten ab. Bei durchschnittlicher Beanspruchung braucht eine Frau mit einer sitzenden Tätigkeit 1800 bis 2000 Kilokalorien am Tag und ein Mann zwischen 2200 und 2400. Sie müssen wissen, dass Ihr Körper umso mehr Kalorien benötigt, je mehr Sie wiegen. Körperliche Tätigkeit und Kampf gegen die Kälte erhöht den Energiebedarf. Stellen Sie Ihre Ernährung dementsprechend ein.

Beispiele für Kalorienverbrauch

Nachfolgend finden Sie die Kalorienmenge (in kcal), die bei einer Reihe von Tätigkeiten verbrannt wird:

• Langsamer Spaziergang, einfacher Gang	130 kcal pro Stunde oder 2,5 pro Minute
• Laufen auf dem Ebenen mit mittlerer Geschwindigkeit, Treppensteigen, Radfahren	210 kcal pro Stunde oder 3,5 pro Minute
• Schwimmen	480 kcal pro Stunde oder 8 pro Minute
• Jogging auf dem Ebenen	660 kcal pro Stunde oder 11 pro Minute
• Wettkampfsport, Sprint	1200 kcal pro Stunde oder 20 pro Minute

Regel 7: Essen Sie, was Ihnen schmeckt

Ich denke, nichts, was man ungern tut, kann von Erfolg gekrönt sein. Bei den Ernährungsregeln, die ich Ihnen gebe, ist es nicht verboten, dass Sie genießen und das essen, was Sie mögen. Ganz im Gegenteil, ich rate Ihnen sogar, sich Menüs zusammenzustellen, bei denen Ihnen das Wasser im Munde zusammenläuft. Etwas Fantasie genügt dafür, die Regeln des Antifett-Planes lassen Ihnen sehr viel Freiraum.

Eine Ernährung, die Ihnen schmeckt, hilft Ihnen, die guten Vorsätze in Ihr tägliches Leben einzubauen, weil Sie sich nicht dazu zwingen müssen. Sie trägt auch dazu bei, Ihr allgemeines Gleichgewicht zu verbessern.

Wenn Sie nach Ideen suchen, sehen Sie im folgenden Kapitel nach, in dem ich Menüs für Sie zusammengestellt habe.

Der Trick der Mannequins: Als Feinschmecker mögen sie nicht auf ein gutes Dessert verzichten, besonders wenn die nervliche Anspannung groß und ihr Arbeitsrhythmus intensiv ist. Sie greifen zu Ernährungstricks: einen in Stücke geschnittenen Apfel in Jogurt ohne Fett geben und etwas Honig hinzufügen. Das ist köstlich, wie ein echtes Dessert, gut für die Gesundheit und vor allem kalorienarm.

Regel 8: Nehmen Sie ab und zu eine Zwischenmahlzeit ein

Beim Abnehmen ist es nicht verboten, zwischen den Mahlzeiten etwas zu essen. Wenn Sie bei Ihren verschiedenen Aktivitäten Hunger bekommen und Ihr Essverhalten ausgewogen ist, heißt das, dass Sie alle Kalorien, die Sie bei der vorigen Mahlzeit zu sich genommen hatten, verbraucht haben. Sie müssen also etwas essen, um durchzuhalten. Verzehren Sie in diesem Fall eine Frucht, Proteine ohne Fett, oder eine Scheibe Brot, möglichst aus Vollkornmehl.

Sie können mehrmals während des Tages eine Zwischenmahlzeit einnehmen.

Der Trick der Mannequins: Bei oft endlosen Castings haben sie öfter einmal Hunger. Um wieder Energie zu bekommen, aber keine unnötigen Kalorien anzusammeln, essen sie einen Apfel. Das hilft, und sie haben kein Problem, das mehrmals am Tag zu tun, wenn es nötig ist.

Sie haben schon verstanden, dass der Antifett-Plan keine Diät ist. Er ist ein komplettes Ernährungsprogramm, das Ihnen beibringen soll, zu jedem Zeitpunkt ausgewogen zu essen.

Doch der Übergang von den Ernährungsfehlern der Vergangenheit zur guten Entscheidung ist keine einfache Sache. Sie haben sich angewöhnt, schlecht zu essen, zweifellos über Jahre hin, und Sie können das nicht radikal in zwei Tagen umstellen. Eine Gewöhnungsphase ist nötig.

Sicher ist Ihr Essverhalten jetzt besser angepasst, denn meine Methode erlaubt Ihnen, mit jedem Tag das Gleichgewicht Ihres nervlich-psychischen Systems wiederherzustellen. Doch um richtig zu essen und nicht Opfer Ihrer Schwächen zu werden, brauchen Sie noch Hilfe, einen kleinen Fingerzeig ab und zu.

Der Plan fürs richtige Essen

Zwei Dinge müssen Sie vor allem vermeiden: Knabbereien und Hunger.

Taktik gegen Knabbereien

Sie haben es beim Führen Ihres Ernährungstagebuchs sicher festgestellt, es ist schwierig, Knabbereien zu widerstehen. Oft muss man gar nicht weitersuchen, um die Quelle der überschüssigen Kilos zu finden.

Fallbeispiel: Caroline L.: » Ich konnte mir nicht erklären, weshalb ich so viele Kilos zu viel hatte, weil ich bei den Mahlzeiten gar nicht besonders viel aß. Ich stellte die Frage meinem Arzt: Wie kommt es, dass ich so schwer bin, obwohl ich wie ein Spatz esse? Er antwortete mir: Aber Madame, ein Spatz pickt die ganze Zeit und frisst täglich das Dreifache seines Gewichtes! Da fiel es mir wie Schuppen von den Augen. Auch ich knabberte den ganzen Tag – wie ein Spatz. Als ich die Kalorien meiner Knabbereien zusammenzählte, stellte ich fest, dass ich doppelt so viel aß, als ich dachte. Ich habe diesen Fehler behoben und in sechs Monaten einen guten Teil meiner überzähligen Kilos verloren.«

Zu Beginn Ihres Schlankheitsprogrammes ist die Versuchung durch Kuchen, Gebäck und Süßigkeiten groß und das Gleichgewicht Ihres Essverhaltens noch sehr instabil.

Während der Phase des Abnehmens ist Ihr Gewicht noch nicht gefestigt. Kleine Ausrutscher können große Folgen haben, Sie können dadurch allen Lohn Ihrer Mühen wieder verlieren. Stellen Sie sich zwei Fragen:

• Genieße ich die Knabberei wirklich?
• Gibt es nicht etwas anderes, für meine Linie weniger Gefährliches, womit ich mir ein Vergnügen bereiten kann?

Anders gesagt, kann ich mein Bedürfnis nach Kompensation nicht auf etwas anderes umlenken? Ganz bestimmt können Sie das! Meine Patienten haben gefunden, was sie, abgesehen vom Essen, entspannen kann: Der eine nimmt ein Bad, der andere hört Musik, wieder ein anderer liest ein Stück in einem Buch, das er besonders liebt. Weshalb tun Sie das nicht auch?

Fallbeispiel: Séverine P. ist eine gestresste Geschäftsfrau und Mutter, die immer voll im Einsatz ist. Sie knabberte den ganzen Tag, um ihre Angst zu beruhigen, dass sie ihren Zeitplan nicht einhalten könnte. Sie wurde sich ihres Verhaltens bewusst und hat mir gestanden: »Wenn ich mich nervös fühle, sticke ich am Abend oder an Wochenenden, das beruhigt mich.«

Tricks der Mannequins: Um böse Überraschungen in dieser Anpassungsphase zu vermeiden, empfehle ich Ihnen die Tricks der Mannequins, die sich keinen Fehler erlauben können:

- Sie kaufen nach einer Mahlzeit ein, wenn sie keinen Hunger haben.
- Sie kaufen nur Diätprodukte, um zu Hause bei einem kleinen Hungeranfall nicht in Versuchung zu kommen.
- Sie bereiten kalorienarme Zwischenmahlzeiten zu, die sie in ihren Kühlschrank legen oder mit zur Arbeit nehmen, falls sie Hunger bekommen. Dieser Trick hat den Vorzug, dass man sich nicht auf Süßigkeiten stürzt, die Gift für die Linie wären.
- Zwischen zwei Modeschauen in ihrem Hotelzimmer trinken sie ein großes Glas Wasser oder einen Kräutertee, um das Hungergefühl zu verringern.
- Um sich nicht durch Stress und Druck zu Knabbereien verleiten zu lassen, kauen Sie einen Kaugummi ohne Zucker. Das verringert die Nervosität.

Taktik gegen Hunger – Sättigungsgefühl anregen

Sie kennen inzwischen die Anzeichen für eine Überaktivität Ihres Hungerzentrums. Hier finden Sie noch einige praktische Tipps, wie Sie Ihr Hungergefühl während eines Essens beruhigen und das Sättigungsgefühl anregen.

- Wenn Ihr Organismus Nahrung braucht, verlangsamt sich Ihre Atmung. Das ist eine Folge des Energiemangels. Wenn Sie tief durchatmen, gewinnen Sie Vitalität zurück, weil Sie mehr Sauerstoff in Ihre Zellen bringen. Das Energieniveau steigt wieder und der Hunger wird weniger. Um keine unnötigen Kilos anzusammeln, wenn Sie zu viel Appetit haben, atmen Sie vor jedem Gericht dreimal tief ein und aus.

- Beachten Sie peinlich genau die Regel 2 des Antifett-Plans »Ändern Sie Ihre Essgewohnheiten«. Das hindert Sie daran, sich auf die Nahrung zu stürzen und erlaubt Ihnen früher zu merken, dass Sie satt sind.
- Nehmen Sie sich nie ein zweites Mal.
- Machen Sie eine kleine Pause zwischen zwei Gängen. Der Magen braucht mindestens fünf Minuten, um dem Gehirn mitzuteilen, dass er satt ist. Es wäre schade, wenn Sie weiteressen würden, obwohl Ihr Organismus eigentlich schon befriedigt ist.

Fallbeispiel: Frédéric M. merkt an: »Als ich nach einer zu kurzen Nacht voller Hunger war, beschloss ich, mich mit einem Freund zum Frühstück zu treffen. Ich bestellte ein belegtes Sandwich mit Mayonnaise, das ich rasch verzehrte. Ich war noch überhaupt nicht satt und bestellte ein zweites. Leider war der Ober anderweitig beschäftigt. Ich wurde ungeduldig. Als er zu unserem Tisch kam, waren bereits fünf Minuten vergangen. Zu meinem großen Erstaunen bemerkte ich, dass ich keinen Hunger mehr hatte. Ich trank nur noch einen Kaffee, um das Essen abzuschließen. Mein Heißhunger hatte sich also gelegt, obwohl ich fünf Minuten zuvor noch das Gefühl hatte, überhaupt nicht gesättigt zu sein. Wenn der Ober früher an unseren Tisch gekommen wäre, hätte ich also mehr Kalorien zu mir genommen, als ich wirklich brauchte.«

- Stellen Sie Menüs mit unterschiedlichen Gerichten in kleinen Mengen zusammen. Die Vielfalt regt die Sättigung an, denn Ihr Gehirn informiert auf dem Umweg über das Sehen sehr schnell dem Hypothalamus, dass Sie alle Nahrungsmittel aufgenommen haben, die Sie brauchen.

- Bevorzugen Sie die Proteine. Sie sättigen am stärksten.
- Essen Sie Ballaststoffe. Wenn Sie Wasser aufnehmen, gehen sie auf und geben Ihnen das Gefühl, dass Ihr Magen gut gefüllt ist.
- Trinken Sie Wasser oder Brühe: Flüssigkeiten füllen den Magen.

Fallbeispiel: Rébecca P., Amerikanerin, Mannequin, erzählt: »Ich beginne meine Mahlzeiten mit einer Bouillon, oder ich trinke ein großes Glas Wasser. Ich esse dann Nahrungsmittel, die viel Wasser enthalten, wie Tomaten oder Gurken, anschließend Obst, etwa Trauben oder Clementinen, um ein Sättigungsgefühl zu erreichen. Ich verzehre auch viel Salat mit einem leichten Dressing.«

Nehmen Sie mit Spurenelementen schneller ab

- Die Mischung Zink-Nickel-Kobalt, die den Blutzuckerspiegel mithilfe der Bauchspeicheldrüse reguliert, spielt eine gewichtige Rolle als Appetitzügler. Sie macht Schluss mit den Heißhungeranfällen. Nehmen Sie viermal wöchentlich eine Dosis, entweder mindestens 20 Minuten vor oder mindestens drei Stunden nach einer Mahlzeit. Dies führen Sie kurmäßig drei bis vier Wochen lang durch.
- Chrom hilft der Bauchspeicheldrüse bei der Regulierung des Blutzuckerspiegels, indem es das Insulin aktiviert. Es nimmt den Hunger und verringert die Fettspeicherung des Organismus. Es ist also ein wichtiger Trumpf, wenn Sie abnehmen wollen. Nehmen Sie täglich etwa 0,2 mg, nicht zusammen mit den Mahlzeiten oder anderen Spurenelementen. Dies führen Sie kurmäßig höchstens zwei Monate lang durch.

- Kalium hilft wegen seiner wassertreibenden Eigenschaften. Es ermöglicht, Wasseransammlungen rasch auszuscheiden, und spielt auch eine wichtige Rolle bei der Entwässerung des Gewebes (nützlich bei Cellulitis und Fettleibigkeit). Nehmen Sie täglich eine Dosis, höchstens zwei Monate lang, nicht zusammen mit Mahlzeiten oder anderen Mineralstoffen.
- Multimineralpräparate sind unbedingt nötig, um während Diäten Mangelerscheinungen vorzubeugen. Ich rate Ihnen zu Algenpräparaten oder manchen Produkten aus dem Meer; in Frage kommen beispielsweise Spirulina, Rotalge oder Austernschale. Nehmen Sie während der ganzen Dauer Ihrer Diät täglich eine Dosis vor einer Mahlzeit.

Sie bekommen Spurenelemente als Ampullen, flüssige Lösungen, Tabletten, Gelatinekapseln oder Granulat. Sie sind in Apotheken, Drogeriemärkten, Reformhäusern, Naturkostläden und in manchen Supermärkten erhältlich.

Nehmen Sie mit Pflanzen schneller ab

Die Pflanzen werden als Aufguss zubereitet oder als Tropfen, Ampullen oder Gelatinekapseln eingenommen. Man bekommt sie in Apotheken, Drogeriemärkten, Kräuterläden, Reformhäusern, Naturkostläden und in manchen Supermärkten.

- Braunalgen zügeln den Appetit und verlangsamen die Aufnahme von Zucker und Fetten im Darm.
- Grüner Tee fördert die Fettausscheidung und verringert die Wasserspeicherung.
- Braunalge und Guarana helfen die Fette zu verbrennen.
- Linde, Löwenzahn oder schwarzer Rettich haben abführende Eigenschaften. Sie befreien den Körper von Giften und verbessern die Verdauungstätigkeit von Leber, Galle und Darm.

- Orthosiphon (Katzenbart), Birke, Mais, Löwenzahn besitzen entwässernde Eigenschaften. Sie verringern Wasseransammlungen und fördern die Nierentätigkeit.

Es wird funktionieren!

Sie wissen jetzt, wie Sie Ihr Essverhalten ändern können, sogar wenn die schlechten Angewohnheiten seit Jahren eingerissen sind. Die Verbesserung Ihres nervlich-psychischen Systems und meine Ernährungsratschläge geben Ihnen die Möglichkeit, im Schlaf schlank zu werden.

Bis jetzt haben wir nur von Ihnen gesprochen. Doch Sie haben vielleicht einen Partner und Kinder, die auch jeden Tag etwas essen wollen, außerdem Freunde, die Sie oft treffen – am Esstisch.

Wenn man auf seine Ernährung achtet, ist es manchmal schwierig:
- Schlemmer-Menüs zusammenzustellen,
- die ganze Familie zu befriedigen,
- ein normales gesellschaftliches Leben aufrechtzuerhalten.

Vergessen Sie diese Schwierigkeiten. Lesen Sie weiter und Ihre Probleme sind gelöst.

10 Menüs zum Schlankwerden

Wenn man versucht, abzunehmen, ist es wichtig, dass man nicht traurig alleine vor sich hin isst, sich in der Familie nicht an den Rand gedrängt fühlt und die Geselligkeit nicht aufgibt.

Ich habe diese Menüs für meine Patienten zusammengestellt, oft Mütter, die auch gern Gäste haben. Die Vorschläge umfassen pro Tag das Frühstück zum Aufwachen, das Mittagessen für Energie und das leichte Abendessen, das allen schmeckt. Die nachfolgenden Menüpläne nehmen Ihnen drei Wochen lang die Überlegung »Was koche ich heute?« ab – jene drei Wochen, die so wichtig für Sie sind.

Menüpläne für drei Wochen

Ich empfehle Ihnen, den Abendessen die meiste Aufmerksamkeit zu schenken, denn sie sind so konzipiert, dass sie das Abnehmen im Schlaf fördern. Das ist die fünfte Strategie meiner Methode. Jedes Abendessen besteht aus:

- leichten Proteinen,
- sehr wenig Fetten,
- einer mäßigen Menge von Kohlenhydraten.

Die Proteine enthalten Aminosäuren, die beim Schlafen helfen, die viel Energie verbrauchen, um im Körper aufgenommen zu werden und die stark sättigen, sodass sie helfen, abends und nachts dem Hunger vorzubeugen.

Andererseits sind die Fette auf ein Minimum reduziert, denn der Körper, der sich auf das Fasten der Nacht einstellt, neigt dazu, Reserven anzulegen.

Schließlich liefern die Kohlenhydrate die unbedingt erforderliche Energie für den Abend und die Nacht. Wissen Sie, dass Ihr Organismus während der Nacht 500 Kalorien verbraucht? Im Übrigen helfen die Kohlenhydrate, eine Aminosäure, das Tryptophan, zum Schlafhormon zu verwandeln.

Erste Woche
Montag
Frühstück zum Aufwachen: 3 Scheiben Vollkornbrot mit 3 nussgroßen Stücken Butter – 1 weich gekochtes Ei – 1 Frucht – 1 Tasse Tee oder Kaffee ohne Zucker.

Mittagessen für Energie: geraspelte Möhren – Kaninchen in Senfsauce – frische Nudeln – Jogurt ohne Fett.

Leichtes Abendessen: Chicorée mit Schinken – Feldsalat mit Champignons – Obst.

Dienstag
Frühstück zum Aufwachen: 3 Scheiben Roggenbrot mit 3 nussgroßen Stücken Butter – 1 Scheibe Schinken – 1 Glas Orangensaft – 1 Tasse Tee oder Kaffee ohne Zucker.

Mittagessen für Energie: Rote-Rüben-Salat – Hähnchen in Estragonsauce – Kartoffeln – Quark ohne Fett.

Leichtes Abendessen: Minestrone – Oeufs cocotte – Blattsalat – Obstkompott.

Mittwoch
Frühstück zum Aufwachen: 3 Scheiben Bauernbrot mit 3 nussgroßen Stücken Butter – 1 Jogurt ohne Geschmack – 1 Frucht – 1 Tasse Tee oder Kaffee ohne Zucker.

Mittagessen für Energie: Porree mit Vinaigrette – Lammkotelett – Grüne Bohnen – Jogurt ohne Fett.

Leichtes Abendessen: Kressesuppe – Käsepastete – Tomatensalat mit Basilikum – Obst.

Donnerstag

Frühstück zum Aufwachen: 1 Schüssel Cerealien mit 200 ml entrahmter Milch – 1 Frucht – 1 Tasse Tee oder Kaffee ohne Zucker.

Mittagessen für Energie: Sojasalat – Scholle Müllerin Art – Brokkoli – Roquefort.

Leichtes Abendessen: Gurkensalat mit Minze – Spaghetti Carbonara – Obst.

Freitag

Frühstück zum Aufwachen: 3 Scheiben Kleiebrot mit 3 nussgroßen Stücken Butter – 100 g ungezuckerter Quark (15% Fett i.d. Tr.) – 1 Frucht – Tee oder Kaffee ohne Zucker.

Mittagessen für Energie: Geraspelte Möhren – Kalbsbraten – Pilze – Gruyère.

Leichtes Abendessen: Kichererbsensalat mit Koriander – Fischterrine – Obst.

Samstag

Frühstück zum Aufwachen: 3 Scheiben Vollkornbrot mit 3 nussgroßen Stücken Butter – 40 g Hartkäse – 1 Frucht – 1 Tasse Tee oder Kaffee ohne Zucker.

Mittagessen für Energie: Chicoréesalat – gebratenes Hähnchen mit Thymian – Mischgemüse – Gouda.

Leichtes Abendessen: Gazpacho – Lachs – Reis – Birnen in Wein.

Sonntag

Frühstück zum Aufwachen: 3 Scheiben Vollkornbrot mit 3 nussgroßen Stücken Butter – 1 weich gekochtes Ei – 1 Frucht – 1 Tasse Tee oder Kaffee.

Mittagessen für Energie: Rotkohl – Entenbrust – glasierte Weiße Rüben – Obst.

Leichtes Abendessen: Gemüsesuppe – geschmorter Schinken – Möhren – Quark.

Zweite Woche

Montag

Frühstück zum Aufwachen: 3 Scheiben Bauernbrot mit 3 nussgroßen Stücken Butter – 1 Jogurt ohne Geschmack – 1 Frucht – 1 Tasse Tee oder Kaffee ohne Zucker.

Mittagessen für Energie: Porree mit Vinaigrette – Kalbsleber mit Speck – Safranreis – Gruyère.

Leichtes Abendessen: Tomatensuppe mit Nudeln – weiche Eier mit Spinat – Blattsalat – Obst.

Dienstag

Frühstück zum Aufwachen: 3 Scheiben Roggenbrot mit 3 nussgroßen Stücken Butter – 1 Scheibe Schinken – 1 Glas Orangensaft – 1 Tasse Tee oder Kaffee ohne Zucker.

Mittagessen für Energie: Sojasalat – Putenschnitzel in Sahne (15% Fett) – Pilze – Pellkartoffeln – Obst.

Leichtes Abendessen: Gurke mit Minze – Goldbrasse in Folie gebacken – Möhren – Jogurt ohne Fett.

Mittwoch

Frühstück zum Aufwachen: 1 Schüssel Cerealien mit 200 ml entrahmter Milch – 1 Frucht – 1 Tasse Tee oder Kaffee ohne Zucker.

Mittagessen für Energie: Rote Bete – Curry-Hähnchen – Reis – Quark ohne Fett.

Leichtes Abendessen: Muscheln in Weißwein – Salat aus Chicorée, Feldsalat und Roter Bete – Obstkompott.

Donnerstag

Frühstück zum Aufwachen: 3 Scheiben Baurnbrot mit 3 nussgroßen Stücken Butter – 40 g Hartkäse – 1 Frucht – 1 Tasse Tee oder Kaffee ohne Zucker.

Mittagessen für Energie: Gurke mit Minze – Schweinebraten mit Senfsauce – frische Nudeln – Jogurt ohne Fett.

Leichtes Abendessen: Fischsuppe – Hechtklößchen – Salat aus Grünen Bohnen – Obst.

Freitag

Frühstück zum Aufwachen: 3 Scheiben Vollkornbrot mit 3 nussgroßen Stücken Butter – 40 g Hartkäse – 1 Frucht – 1 Tasse Tee oder Kaffee ohne Zucker.

Mittagessen für Energie: Geraspelte Möhren – Hähnchen baskische Art – Reis – Quark ohne Fett.

Leichtes Abendessen: Champignons à la Grecque – Käsesoufflé – Eskariolsalat – Obst.

Samstag

Frühstück zum Aufwachen: 3 Scheiben Vollkornbrot mit 3 nussgroßen Stücken Butter – 1 weich gekochtes Ei – 1 Frucht – 1 Tasse Tee oder Kaffee ohne Zucker.

Mittagessen für Energie: Paella – Blattsalat – Quark (fettfrei).

Leichtes Abendessen: Feldsalat mit Pilzen – Osso Bucco – sautierte Tomaten – Obstsalat.

Sonntag

Frühstück zum Aufwachen: 1 Schüssel Cerealien mit 200 ml entrahmter Milch – 1 Frucht – Tee oder Kaffee ohne Zucker.

Mittagessen für Energie: Spargel – Ente à l'Orange – Kartoffelgratin – Ananas.

Leichtes Abendessen: mit Fisch gefüllte Tomaten – Mischgemüse – Emmentaler.

Dritte Woche

Montag

Frühstück zum Aufwachen: 3 Scheiben Kleiebrot mit 3 nussgroßen Stücken Butter – 100 g ungezuckerter Quark (15% Fett i.Tr.) – 1 Frucht – 1 Tasse Tee oder Kaffee ohne Zucker.

Mittagessen für Energie: Krautsalat – Leber mit Speck – Fenchelgratin – Jogurt (fettfrei).

Leichtes Abendessen: Sojasalat – Wittling in Zitronensauce – Reis – Obst.

Dienstag

Frühstück zum Aufwachen: 3 Scheiben Vollkornbrot mit 3 nussgroßen Stücken Butter – 40 g Hartkäse – 1 Frucht – 1 Tasse Tee oder Kaffee ohne Zucker.

Mittagessen für Energie: Tomatensalat – Kalbsbraten – Ratatouille – Obstkompott.

Leichtes Abendessen: Chicorée mit Schinken – Kopfsalat – Obstkuchen.

Mittwoch

Frühstück zum Aufwachen: 3 Scheiben Vollkornbrot mit 3 nussgroßen Stücken Butter – 1 weich gekochtes Ei – 1 Frucht – 1 Tasse Tee oder Kaffee ohne Zucker.

Mittagessen für Energie: Salat aus Eskariol und Tomaten – Hühnchen auf Reis – Jogurt ohne Fett.

Leichtes Abendessen: Gemüsesuppe – Kabeljau mit Butter – Brokkoli – Obst.

Donnerstag

Frühstück zum Aufwachen: 1 Schüssel Cerealien mit 200 ml entrahmter Milch – 1 Frucht – 1 Tasse Tee oder Kaffee ohne Zucker.

Mittagessen für Energie: Geraspelte Karotten – Putenschnitzel mit Sahne (15% Fett) – Pilze – Grüne Bohnen – Emmentaler.

Leichtes Abendessen: Gazpacho – Eier in Rotweinsauce – Reis – Obst.

Freitag

Frühstück zum Aufwachen: 3 Scheiben Roggenbrot mit 3 nussgroßen Stücken Butter – 1 Scheibe Schinken – 1 Glas Orangensaft – 1 Tasse Tee oder Kaffee ohne Zucker.

Mittagessen für Energie: Porree mit Vinaigrette – Schweine-braten mit Kümmel – Sauerkraut – Jogurt (fettfrei).

Leichtes Abendessen: Kresse-Kartoffel-Suppe – Omelette mit Estragon – Chicoreesalat – Obst.

Samstag

Frühstück zum Aufwachen: 1 Schüssel Cerealien mit 200 ml entrahmter Milch – 1 Frucht – 1 Tasse Tee oder Kaffee ohne Zucker.

Mittagessen für Energie: Tomatensalat mit Basilikum – Perl-huhn mit Äpfeln – frische Nudeln – Quark (fettfrei).

Leichtes Abendessen: Gemüse à la Grecque – Schinken im Teigmantel mit Spinat – Obstsalat mit Minze.

Sonntag

Frühstück zum Aufwachen: 3 Scheiben Vollkornbrot mit 3 nussgroßen Stücken Butter – 100 g ungezuckerter Quark (15 % Fett i.Tr.) – 1 Frucht – 1 Tasse Tee oder Kaffee ohne Zucker.

Mittagessen für Energie: Porree mit Vinaigrette – Keule – Wei-ße Bohnen – Obst.

Leichtes Abendessen: Zwiebelgratin – Eier in Aspik – Toma-tensalat – Obstkompott.

Einige Tipps zu den Menüplänen

- Sie können diese Menüs nach Ihrem Belieben umstellen.
- Ich empfehle Ihnen, morgens den Kaffee durch Zichorien-kaffee, der weniger anregend als koffeinhaltiger Kaffee oder Tee ist, zu ersetzen.
- Wenn Sie möchten, können Sie zu Ihren Mahlzeiten eine Scheibe Vollkorn-, Kleie-, Roggen- oder Bauernbrot essen.
- Essen Sie bei Geflügel die Haut nicht mit, sie ist zu fett.
- Verwenden Sie Vollkornnudeln und Vollkornreis, sie sind ballaststoffreicher als die raffinierten Produkte.

- Wählen Sie Früchte der Saison: Orange, Mandarine, Grape-
fruit, Erdbeeren, Himbeeren, Apfel, Birne, Kiwis usw. Meiden Sie aber Bananen und Trauben, sie sind zu süß. Wenn
Sie morgens keine Lust auf Obst haben, oder wenn Sie es zur
Mahlzeit schlecht vertragen, essen Sie es als Zwischenmahlzeit über den Tag verteilt. So haben Sie ein herrliches
Mittel gegen Heißhungeranfälle.
- Nehmen Sie höchstens dreimal täglich ein halbes Stück Zucker pro Tasse, am besten Rohrzucker. Wenn Sie diese Menge überschreiten, das heißt stärker süßen möchten, verwenden Sie Süßstoff.
- Bereiten Sie Ihre Desserts (Kompott, Obstkuchen, Obstsalat) mit möglichst wenig Zucker zu, oder geben Sie nach
dem Kochen Süßstoff zu.

Und jetzt: Guten Appetit!

11 Nach Wunsch abnehmen ist möglich

Manche Menschen sind am ganzen Körper etwas zu üppig. Sie müssen 6 bis 20 Kilogramm verlieren, manchmal mehr. Andere haben bedeutend weniger Übergewicht, aber die überflüssigen Kilos sitzen an einigen, wenigen Stellen, und diese Menschen bedauern, dass sie bei einer Diät überall abnehmen, nur nicht dort, wo es nötig wäre.

Fallbeispiel: Hélène G. ist eine schöne Frau von vierzig Jahren, die Weiblichkeit ausstrahlt, sie hat runde Schultern und ein üppiges Dekollete, auf das sie sehr stolz ist. Sie verfügt aber auch über eine dickliche Taille, ein vorstehendes Bäuchlein und »Reithosen«, die ihre Erscheinung stören. »Jedesmal wenn ich schlanker werden möchte, nehme ich zuerst im Gesicht, am Hals, an der Brust, an den Schultern ab; ich sehe schlecht aus, aber die Polster bleiben.«

Abnehmen nach Maß

Sie haben Ihr Essverhalten geändert, sie verlieren überschüssige Kilos. Das ist gut. Doch sie beklagen sich über den Mangel an Spannkraft in Ihrem Körper. Und Sie träumen davon, ihn zu formen, die Muskeln zu festigen, die sich, wenn Sie schließlich das störende Fettgewebe los sind, schön runden sollten.

Um die Figur zu verbessern und die Pölsterchen genau dort loszuwerden, wo sie sitzen, gibt es ein sicheres Mittel: die Gymnastik.

Gymnastik ist ab dem vierzigsten Lebensjahr unerlässlich, da sie auch das Risiko von Herz-Kreislauf-Erkrankungen senkt, den Blutkreislauf anregt und die Festigung von Kalzium in den Knochen fördert und so – vor allem bei Frauen – das Osteoporose-Risiko verringert.

EXPERTENMEINUNG

Bernard Lachenal, Chef der Physiotherapie im Pflegezentrum des Lycée Toulouse-Lautrec in Vaucresson, der spezialisiert ist auf die Reha-Behandlung von Menschen mit neuromuskulären Schäden, bestätigt: »Man muss mit vierzig Jahren so sein wie mit zwanzig; es ist möglich, es ist physiologisch gegeben.«

Ich weiß, was Sie sagen werden: Sie hassen Gymnastik. Und Sie haben keine Zeit dafür. Im Übrigen haben Sie es versucht: Gymnastik jeden Morgen in Ihrem Zimmer, Stunden in einem Fitnesscenter, im Sportclub – Sie haben sehr viel Geld ausgegeben, sie haben gelitten, aber Sie haben keine nennenswerten Resultate erzielt und schließlich aufgegeben.

Haben Sie keine Schuldgefühle; Sie stehen nicht allein da. Aber eines ist sicher: Ein Minimum an Training ist unerlässlich, um den Körper in Form zu bringen, vor allem dort, wo es nötig ist. Das ist die sechste Strategie meiner Methode.

Und seien Sie sicher: Die hier vorgestellte Gymnastik erlegt Ihnen keine Zwänge auf. Sie stellt mehr ein Bewusstwerden des Körpers dar, ein ständiges Daraufachten, das nicht zur Besessenheit wird, sondern Spaß macht und nicht an Ihrer kost baren Zeit knabbert. Keine Wege mehr, um in Gymnastikkurse zu gehen, keine spezielle Kleidung mehr, die man anziehen, ausziehen, waschen und bügeln muss.

Sehen Sie sich im Spiegel an, ohne Nachsicht, aber auch ohne übertriebene Strenge, und definieren Sie die Zone Ihres Körpers, die modelliert, verfeinert, gefestigt werden muss. Sie werden all Ihre Bemühungen auf diese Zone richten, drei Minuten pro Tag, mehrere Wochen lang, bis Sie das gewünschte Ergebnis erzielt haben.

Mein Gymnastikprogramm bezieht sich auf:

- den Bauch,
- das Gesäß,
- die Brust und den Brustkorb,
- die Arme und Unterarme,
- die Schenkel und Hüften,
- die Knie,
- die Waden.

Die Geheimnisse Ihres Körpers

Ihr Körper besteht aus:

- **Körperfett:** Das sind die Fettzellen, die Adipozyten, die schuld sind an den überzähligen Kilos. Sie stellen eine sehr wichtige Kalorien- und Energiereserve dar und sind bei der Frau (durchschnittlich 25 Prozent des Gewichts) wesentlich zahlreicher als beim Mann (durchschnittlich 16 Prozent). Die Natur hat das so eingerichtet, damit der weibliche Organismus selbst während einer Hungersnot eine Schwangerschaft durchstehen kann.
- **Wasser:** Es macht 60 bis 70 Prozent unseres Organismus aus.

- **Körpergewebe:** Das sind die aktiven Zellen, darunter die Muskeln (Männer haben 40 Prozent mehr Muskelmasse als Frauen). Die aktiven Zellen verbrauchen sehr viel Energie: Sie verbrennen Kalorien, während das Körperfett nur sehr wenig verbraucht und sehr viel speichert.

Ein Mensch ist also übergewichtig, weil er zu viel Körperfett hat. Er verbraucht weniger Energie zum Leben (das heißt zum Atmen, Verdauen usw.) als ein Sportler oder eine Person mit viel Muskel- und wenig Fettgewebe, selbst in Ruhe, sogar beim Schlafen. Und medizinische Experimente haben bewiesen, dass bei zwei Personen mit dem gleichen Gewicht diejenige mit der größeren Muskelmasse mehr Energie verbrauchte als die andere.

Die Vorzüge der Gymnastik

Durch Gymnastik nimmt man nicht eigentlich ab, doch wenn man ihr jeden Tag etwas Zeit widmet, formt sie den Körper:
- Muskeln produzieren Muskelmasse: Wenn ein Muskel arbeitet, entwickelt er sich und gibt dem Körper dadurch Gestalt.
- Wenn der Muskel sich entwickelt, wächst das »magere Gewebe«: Dieses magere Gewebe verbraucht Energie, während das Körperfett seinerseits überhaupt nichts verbraucht. Wenn die Kalorienzufuhr gering ist, schöpft der Organismus aus den Reserven – das heißt dem Körperfett –, was er braucht. Man nimmt ab.
- Aufnahme- und Ausscheidungsfähigkeit sowie Problemzonen werden verbessert: Gifte und gespeicherte Abfälle werden in großer Menge über den Blutkreislauf, den Urin, den

Schweiß und die Atmung (beim Ausatmen) ausgeschieden. Die Haut strafft sich wieder.

- Beim Körpertraining werden Endorphine freigesetzt, Hormone, die vom Hypothalamus ausgeschüttet werden und die schmerzlindernd wirken und als »Glückshormone« gelten.

Jede Beschränkung im Essen, gleichgültig, wie gut durchgeführt sie ist, neigt dazu, das magere Körpergewebe abschmelzen zu lassen. Als Gegenmittel gibt es zwei Lösungen:

- Verzehren Sie genügend Proteine (Fleisch, Fisch usw.).
- Führen Sie Übungen durch, die den Muskeln Spannkraft verleihen.

Sie haben keine Ausrede mehr

Einige Übungen am Morgen beim Aufwachen, in liegender Position sind ideal. Wollen Sie behaupten, Sie könnten Ihrem Körper nicht diese drei Minuten täglich widmen?

Ja. Sie stehen immer zu spät auf, Sie müssen die Kinder, die zur Schule müssen, herrichten, der Hund will Gassi gehen, bevor Sie ins Büro gehen, muss die Wäsche noch aufgehängt werden ... Also gut.

Und trotzdem haben Sie jetzt keine Ausreden mehr, denn ich habe für Sie eine praktische Gymnastik vorgesehen, die Sie zu jeder Zeit und überall durchführen können: im Büro, in der U-Bahn, im Bus, beim Einkaufen oder in der Küche. Diese Gymnastik arbeitet mit der statischen Spannung der Muskeln (Anspannen eines Muskels ohne größere Bewegung). Durch sie wird die stützende Rolle der Muskeln gefördert.

Diese praktische Gymnastik ist eines der Geheimnisse von Mannequins, die ihr – trotz ihres übervollen Zeitplanes – täglich einige Minuten widmen.

Also fangen Sie an, sofort, während Sie dieses Buch lesen.

Praktische Anwendung der Gymnastik

Ihr persönliches Gymnastikprogramm für einen Körperbereich umfasst zwei Formeln, zur Auswahl oder zum Kombinieren:

- Die Aufwach-Gymnastik am Morgen oder nach einer Siesta, meistens in liegender Position, drei Minuten pro Tag.
- Die praktische Gymnastik, die Sie zu jeder Zeit und überall machen können, ebenfalls drei Minuten lang, einmal oder mehrmals am Tag.

Jede Gymnastikform umfasst zwei Übungen.

Damit dieses Programm wirkt

- Wiederholen Sie die Bewegungen jeden Tag, ohne Ausnahme: die Wiederholung ist Bedingung für den Erfolg.
- Beachten Sie die Reihenfolge: Beginnen Sie mit der ersten Übung, die Sie nur leicht anstrengt, und enden Sie mit der zweiten, anregenderen.
- Vermeiden Sie die Aufwach-Gymnastik nach dem Essen und nach 20 Uhr, da sie Ihren Schlaf stören kann.
- Stellen Sie sich den Bereich vor, den Sie formen möchten, damit Ihr Gehirn sich das Schlankwerden am Abend vor dem Einschlafen vorstellen kann:
  - Versetzen Sie sich in den Alpha-Rhythmus, oder machen Sie Augen-Yoga.
  - Stellen Sie sich zuerst den Körperbereich mit seinen Fehlern vor.
  - Konzentrieren Sie sich dann auf das Bild des verfeinerten Bereiches.
  - Schlafen Sie ein.
- Harmonisieren Sie Ihre Atmung. Das ist sehr wichtig, denn sie gibt Ihrem Organismus Energie. Kein Schauspieler, kein

Sänger, kein Sportler könnte seinen Beruf ausüben, ohne die
Atmung perfekt zu beherrschen:
- Atmen Sie in der Ruhestellung durch die Nase ein.
- Atmen Sie während der Bewegung 4 bis 6 Sekunden lang,
  mit offenem Mund.
- Vergessen Sie das Atmen nicht.

• Wenn Sie den Ansatz zu einem Krampf oder zur Müdigkeit
spüren, stoppen Sie die Übung, atmen Sie tief durch, und beginnen Sie von vorn. Doch Sie müssen wissen, dass es normal ist, eine Muskelspannung, in dem Bereich, mit dem Sie
arbeiten, zu fühlen. Sie zeigt, dass die Bewegung wirksam
ist. Damit ein Muskel sich entwickelt, muss man ihn über
seine Möglichkeiten hinaus fordern.

• Wenn Sie mehrere Bereiche Ihres Körpers formen möchten,
können Sie zwischen Aufwach- und praktischer Gymnastik
wechseln, sich auf die praktische Gymnastik beschränken
oder die Aufwach-Gymnastik kombinieren, wenn Sie etwas
Zeit haben.

MEIN TIPP

Sie können beschließen, mehrere Bereiche gleichzeitig zu trainieren, doch das ist nicht zu empfehlen. Denn wenn Sie mehr
als 10 Minuten für die Übungen opfern müssen, sind Sie in Ge-
fahr, schnell aufzugeben. Es ist besser, wenn Sie Ihre Anstrengungen einem Bereich, höchstens zwei Bereichen auf einmal
widmen.

Gymnastik nach Bedarf

Im Folgenden finden Sie einige Übungen, die sehr leicht
durchzuführen sind. Ihre Wirksamkeit ist erwiesen, und Sie
erhalten sehr schnell ermutigende Ergebnisse, vorausgesetzt,
Sie trainieren regelmäßig.

Übungen für den Bauch

Ein flacher Bauch fördert einen starken Rücken und eine jugendliche Figur. Einige einfache Übungen garantieren bei täglicher Ausführung eine feste Bauchdecke. Die Bauchmuskeln, die in der Schwangerschaft sehr beansprucht werden, brauchen nach einer Geburt ein gründliches Training.

EXPERTENMEINUNG

Jean-Luc Sauvage, der auf die Rehabilitation im urologisch-gynäkologischen Bereich spezialisiert ist, empfiehlt: »Um nach einer Geburt seine Figur wiederzuerlangen, kann nichts die Gymnastik ersetzen. Im Allgemeinen beginnt man eineinhalb Monate nach der Entbindung mit dem Training. Doch Achtung: Befragen Sie Ihren Arzt, denn es ist absolut notwendig, dass Ihr Damm in gutem Zustand ist. Bevorzugen Sie Übungen, bei denen der Rücken gerade ist.«

Aufwach-Gymnastik
Erste Übung
Dauer: 1 Minute und 30 Sekunden.

- Legen Sie sich auf den Rücken, strecken Sie die Beine senkrecht hoch, winkeln Sie dann die Knie ab, bis die Fersen sich dem Gesäß nähern.
- Überkreuzen Sie die Füße.
- Legen Sie die Handflächen vor sich auf die Schenkel, beinahe auf Höhe der Knie.
- Lassen Sie den Kopf flach auf dem Boden, ohne das Kinn anzuheben.
- Versuchen Sie, die Knie zur Brust zu ziehen, während Ihre Hände dieser Bewegung Widerstand leisten.
- Halten Sie den Druck 4 bis 6 Sekunden aufrecht – atmen Sie

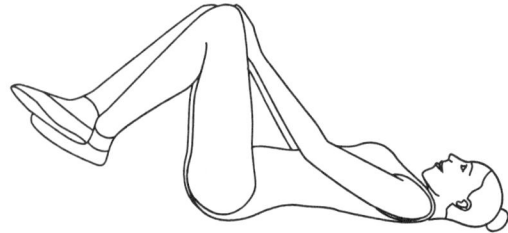

dabei durch den Mund: Ihre Bauchmuskeln ziehen sich zusammen.

* Lösen Sie die Spannung beim Einatmen, ohne Ihre Haltung zu verändern.
* Führen Sie diese Übung mindestens 10-mal nacheinander aus.

MEIN TIPP

Sie können diese Übung sogar durchführen, wenn Sie einen empfindlichen Rücken haben. Sie werden feststellen, dass Ihre Bauchmuskeln umso mehr arbeiten, je mehr Widerstand Sie leisten.

Zweite Übung

Dauer: 1 Minute und 30 Sekunden.

* Setzen Sie sich auf den Boden, und ziehen Sie die Knie zum Körper. Die Füße sind etwa hüftbreit geöffnet am Boden aufgestellt. Legen Sie Ihre Hände auf die Knie.
* Lehnen Sie sich zurück, ohne die Füße vom Boden zu heben, bis zu dem Punkt, an dem Sie das Gleichgewicht verlieren, dabei strecken Sie die Arme waagrecht nach vorn wie ein Schlafwandler.
* Halten Sie diese Stellung so lange wie möglich, Sie werden dabei ein Zucken in den Bauchmuskeln spüren. Halten Sie noch einige Sekunden durch.

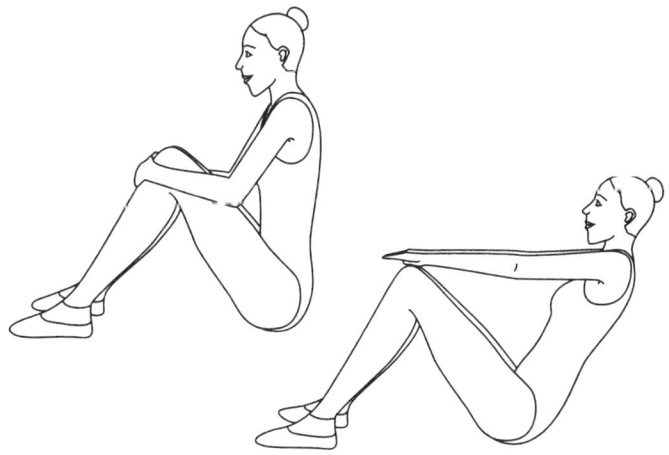

- Kehren Sie beim Ausatmen langsam in die Ausgangsposition zurück. Wenn nötig, helfen Sie mit den Händen nach.
- Führen Sie die Übung etwa 90 Sekunden lang immer wieder durch, ohne dabei das Atmen zu vergessen.

☙ MEIN TIPP

Wenn Ihnen diese Übung schwierig erscheint, halten Sie die beschriebene Position zunächst nur einige Sekunden, und steigern Sie die Zeitdauer langsam. Das Gefühl von Spannung oder Schmerz, das Sie im Bauch spüren ist normal: Es ist der Beweis, dass die Bewegung etwas bewirkt.

Praktische Gymnastik
Erste Übung

Dauer: mindestens 1 Minute und 30 Sekunden. Die Übung mehrmals über den Tag verteilt wiederholen.

- Trainieren Sie, im Stehen den Bauch einzuziehen: Atmen Sie durch die Nase ein, und blasen Sie dabei den Bauch auf

Nabelhöhe auf, atmen Sie durch den Mund aus, und ziehen Sie den Bauch ein.

- Führen Sie diese Bewegung mindestens zehnmal in Folge aus.

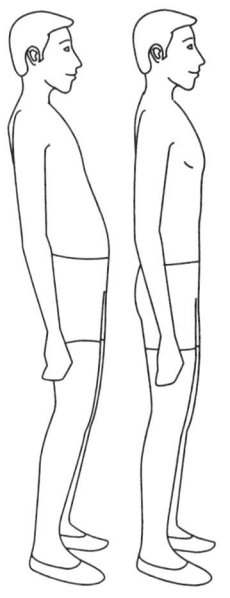

MEIN TIPP

Wiederholen Sie diese Übung häufig, wenn Sie unter Rückenschmerzen leiden. Sie wird Ihnen Erleichterung bringen. Im Übrigen verfeinert sie die Figur und korrigiert Haltungsfehler, zum Beispiel Buckel, Hohlkreuz oder einen vorstehenden Bauch.

Der Trick der Mannequins: Ziehen Sie den Bauch ohne Druck ein, und halten Sie diese Spannung 2 bis 3 Minuten. Dabei atmen Sie normal, und gehen Sie weiter Ihren Tätigkeiten nach. Wiederholen Sie diese Übung mehrmals täglich.

Zweite Übung

Dauer: 1 Minute und 30 Sekunden. Die Übung mehrmals über den Tag verteilt wiederholen.

- Sitzen Sie sehr gerade auf einem Stuhl, die Füße flach auf den Boden gestellt. Legen Sie Ihre Hände etwa auf Höhe der Knie auf die Oberschenkel.

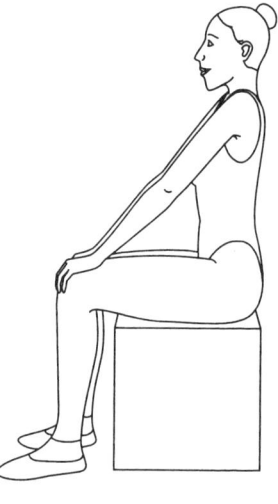

- Heben Sie die Fersen vom Boden: Ihre Knie werden angehoben.
- Leisten Sie dieser Bewegung beim Ausatmen mit Ihren Händen etwa 4 bis 6 Sekunden Widerstand.
- Setzen Sie die Fersen beim Einatmen wieder am Boden auf.
- Wiederholen Sie diese Bewegung mindestens zehnmal.

Übungen für das Gesäß

Bei dieser Übung werden alle Gesäßmuskeln trainiert und geformt. Der große Gesäßmuskel ist ein Muskel, der im Alltag nicht gefordert wird. Es gibt nur ein paar Mittel, um gegen ein Erschlaffen des Muskels anzukämpfen: Treppen hinauf- und hinunterlaufen, Sport treiben oder entsprechende Gymnastikübungen ausführen.

Aufwach-Gymnastik
Erste Übung
Dauer: 1 Minute und 30 Sekunden.

- Legen Sie sich auf den Rücken, die Arme sind seitlich am Körper ausgestreckt, Kopf und Schultern liegen fest auf. Heben Sie die Oberschenkel an, die Füße bleiben dabei fest am Boden. Die Füße und Knie sind nicht dicht nebeneinander.

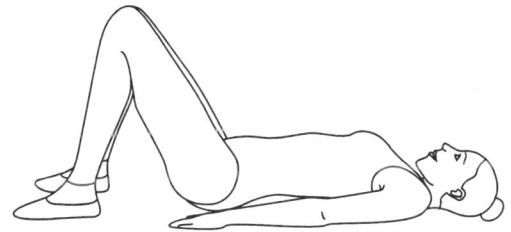

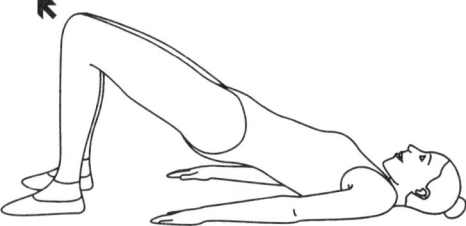

- Heben Sie das Gesäß vom Boden, und halten Sie diese Position beim Ausatmen 4 bis 6 Sekunden lang.
- Senken Sie beim Einatmen das Gesäß wieder.
- Führen Sie diese Bewegung mindestens zehnmal aus.

Zweite Übung

Dauer: 1 Minute 30 Sekunden.

- Gehen Sie auf alle viere, Arme und Beine etwa schulterbreit geöffnet, der Rücken sollte möglichst gerade bleiben.
- Lassen Sie ein Bein 20- bis 30-mal mit mittlerer Geschwindigkeit nach oben schwingen – dabei nicht zu weit ausschwingen –, ohne es auf dem Boden abzusetzen.
- Atmen Sie bei jedem zweiten Schwung ein und bei jedem dritten aus.
- Wechseln Sie das Bein.
- Wiederholen Sie die Übung mit jedem Bein.

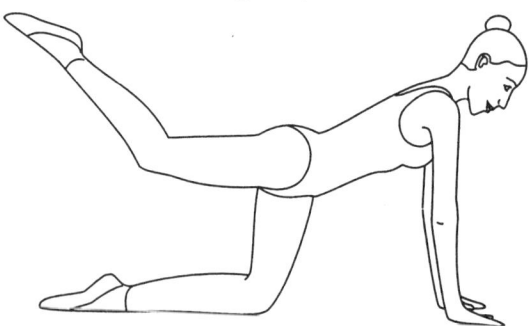

Praktische Gymnastik
Erste Übung
Dauer: 1 Minute und 30 Sekunden. Die Übung über den Tag verteilt wiederholen.

- Spannen Sie im Stehen eine Pobacke 4 bis 6 Sekunden lang an.
- Lassen Sie beim Ausatmen locker.
- Führen Sie diese Übung 10-mal in Folge aus, dann nehmen Sie die andere Pobacke.

Zweite Übung
Dauer: 1 Minute und 30 Sekunden. Die Übung über den Tag verteilt wiederholen.

- Heben Sie im Stehen ein Bein leicht angewinkelt nach hinten.
- Balancieren Sie das nach hinten angehobene Bein, und bringen Sie es dann in die Ausgangsstellung, doch ohne den Fuß am Boden aufzusetzen. Sie spüren, wie Ihr Gesäß sich zusammenzieht und wieder locker wird.
- Machen Sie die Bewegung 20-mal, und wiederholen Sie die Übung dann mit dem anderen Bein.
- Atmen Sie auf 2 ein und auf 3 aus.
- Machen Sie noch eine Folge mit jedem Bein.

MEIN TIPP

Achten Sie darauf, dass Sie sich während dieser Übung gerade halten.

Übungen für Brust und Brustkorb

Die nachfolgenden Übungen formen die Brustmuskeln. Die Brüste bestehen aus den Milchdrüsen und haben keine Muskeln, sie sind an den Brustmuskeln »aufgehängt«. Ihre Brust sitzt höher, wenn die Brustmuskeln durchgearbeitet sind.

Aufwach-Gymnastik
Erste Übung
Dauer: 1 Minute und 30 Sekunden.

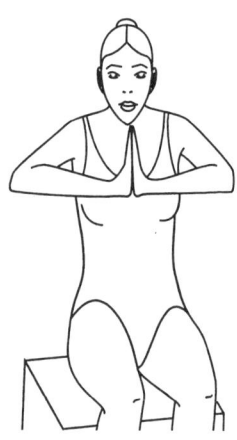

- Halten Sie im Stehen oder im Sitzen Ihre Hände mit aneinander gelegten Handflächen vor die Brust. Die Finger zeigen nach oben. Die Hände dürfen die Brust nicht berühren.
- Drücken Sie die Handflächen fest gegeneinander.
- Halten Sie den Druck beim Ausatmen 4 bis 6 Sekunden aufrecht.
- Lockern Sie beim Einatmen den Druck, ohne die Hände voneinander zu lösen.
- Wiederholen Sie die Übung 10- bis 15-mal.

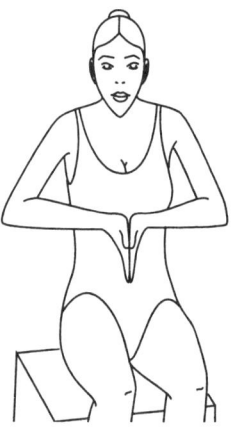

Der Trick der Mannequins: Wiederholen Sie die Übung, und legen Sie dabei die Handflächen gerade über dem Nabel aneinander. Dabei zeigen die Finger nach unten. Damit werden vor allem die oberen Muskelfasern der Brustmuskeln durchgearbeitet, die den Busen halten.

MEIN TIPP

Um die Übung noch wirksamer zu machen, ziehen Sie im Moment der Anspannung den Bauch ein.

Zweite Übung

Dauer: 1 Minute und 30 Sekunden.

• Stellen Sie sich vor eine Wand, und legen Sie die beiden Hände in Höhe der Schultern flach gegen die Wand. Die Finger sind aufeinander zu gedreht.

• Nähern Sie beim Einatmen Ihr Gesicht den Händen, ohne die Füße vom Boden zu lösen.

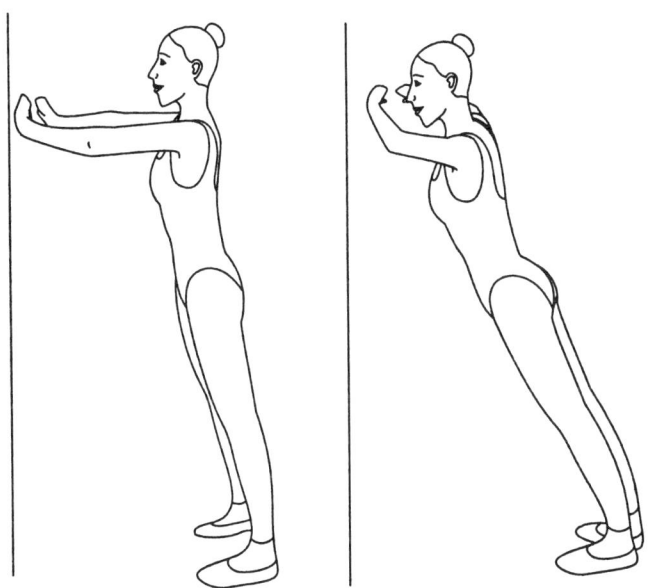

MEIN TIPP

Wenn Sie diese Übung noch wirksamer machen wollen, stellen Sie die Füße weiter von der Wand weg.

- Atmen Sie aus, während Sie in die Ausgangsstellung zurückkehren.
- Lassen Sie diese Bewegungen relativ schnell aufeinander folgen.
- Führen Sie eine Folge von 20 Bewegungen durch, bevor Sie eine Pause machen.

Praktische Gymnastik
Übung
Dauer: 3 Minuten.
- Wiederholen Sie die erste Übung für die Brust mehrfach am Tag, jeweils 3 Minuten lang.

Übungen für die Arme

Hier werden Deltamuskeln, Trizeps, Bizeps sowie die Muskeln der Unterarme trainiert. Mit zunehmendem Alter verlieren die Muskeln des Arms ihre Spannkraft. Mit diesen einfachen Übungen können Sie die Muskeln wieder straffen.

Aufwach-Gymnastik
Erste Übung
Dauer: 1 Minute und 30 Sekunden. Diese Übung ist die gleiche wie die vorhergehende, die für die Brust empfohlen wurde.
- Stellen Sie sich vor eine Wand, und legen Sie die beiden Hände in Höhe der Schultern flach gegen die Wand. Die Finger sind aufeinander zu gedreht.
- Nähern Sie beim Einatmen Ihr Gesicht den Händen, ohne die Füße vom Boden zu lösen.
- Atmen Sie aus, während Sie in die Ausgangsstellung zurückkehren.

- Lassen Sie diese Bewegungen relativ schnell aufeinander folgen.
- Führen Sie eine Folge von 20 Bewegungen durch, bevor Sie eine Pause machen.

Zweite Übung

Dauer: 1 Minute und 30 Sekunden.

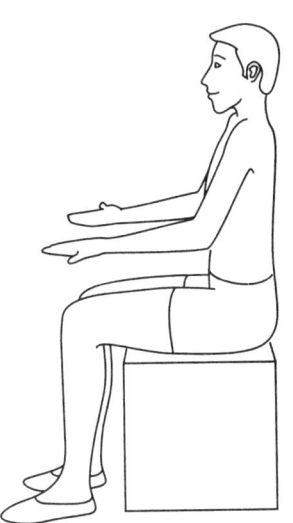

- Setzen Sie sich an einen Tisch, den Rücken sehr gerade, die Füße fest auf dem Boden. Legen Sie die Handflächen flach unter den Tisch.
- Drücken Sie fest gegen den Tisch, als ob Sie ihn heben wollten.
- Halten Sie die Spannung beim Ausatmen 4 bis 6 Sekunden.
- Lassen Sie beim Einatmen wieder locker.
- Wiederholen Sie die Übung 10- bis 15-mal.

Praktische Gymnastik

Erste Übung

Dauer: 1 Minute und 30 Sekunden. Die Übung über den Tag verteilt wiederholen. Führen Sie hier die Übung aus, die ich für die Brust empfohlen habe:

- Halten Sie im Stehen oder im Sitzen Ihre Hände mit aneinander gelegten Handflächen vor die Brust. Die Finger zeigen nach oben. Die Hände dürfen die Brust nicht berühren.
- Drücken Sie die Handflächen fest gegeneinander.
- Halten Sie den Druck beim Ausatmen 4 bis 6 Sekunden aufrecht.

- Lockern Sie beim Einatmen den Druck, ohne die Hände voneinander zu lösen.
- Wiederholen Sie die Übung 10- bis 15-mal.

Zweite Übung

Dauer: 1 Minute und 30 Sekunden. Die Übung über den Tag verteilt wiederholen.

- Halten Sie im Stehen oder Sitzen die Hände in Brusthöhe vor sich, und haken Sie die Finger ineinander. Die Hände dürfen die Brust nicht berühren.
- Ziehen Sie an Ihren Händen, als ob Sie die Hände trennen wollten.

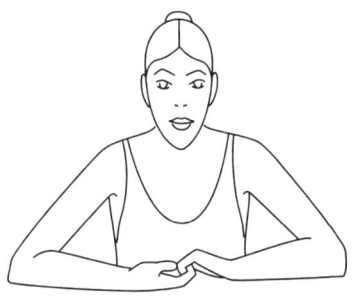

- Behalten Sie den Zug beim Ausatmen 4 bis 6 Sekunden bei.
- Lösen Sie die Anspannung beim Einatmen, ohne die Finger zu trennen.
- Wiederholen Sie die Übung 10- bis 15-mal.

Übungen für Oberschenkel und Hüften

Mit diesen Übungen werden die Gesäßmuskeln und der Streckmuskel Fascia lata, der die Hüfte seitlich mit dem Knie verbindet, trainiert.

»Reithosen« sind der große Feind der weiblichen Figur. Sie verderben manchmal den Körper der schlanksten Frauen.

Meiden Sie sehr enge Kleidung, weil dadurch die Blutzirkulation behindert wird, gehen Sie, bewegen Sie sich, und machen Sie einige Gymnastikübungen.

Aufwach-Gymnastik
Erste Übung
Dauer: 1 Minute und 30 Sekunden.

- Setzen Sie sich mit leicht geöffneten Beinen auf den Boden. Legen Sie die Handgelenke an die Außenseite Ihrer Knie.
- Versuchen Sie, die Knie weiter zu öffnen, und leisten Sie dabei mit den Händen Widerstand.
- Halten Sie diesen Druck beim Ausatmen durch den Mund 4 bis 6 Sekunden aufrecht: Ihre Schenkel ziehen sich zusammen.
- Lösen Sie die Spannung beim Einatmen, ohne Ihre Stellung zu ändern.
- Führen Sie diese Bewegung mindestens 10-mal in Folge durch.

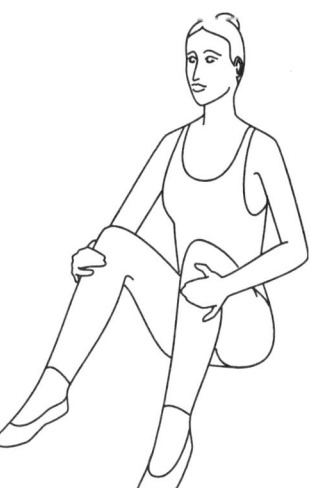

Zweite Übung
Dauer: 1 Minute und 30 Sekunden.

- Legen Sie sich auf die Seite, den Kopf auf den angewinkelten Unterarm, die andere Hand flach vor die Brust, und winkeln Sie das am Boden liegende Bein zu einem 90-Grad-Winkel an.
- Bringen Sie das oben liegende Bein leicht vor das Becken. Der Fuß des am Boden liegenden Beins ruht in der Kniekehle des oberen Beins.
- Lösen Sie das nach oben gerichtete Bein, die Fußspitze zeigt dabei leicht nach unten.
- Führen Sie mit mittlerer Geschwindigkeit 20 bis 30 nicht zu große vertikale Bewegungen aus, ohne den Fuß am Boden abzusetzen.

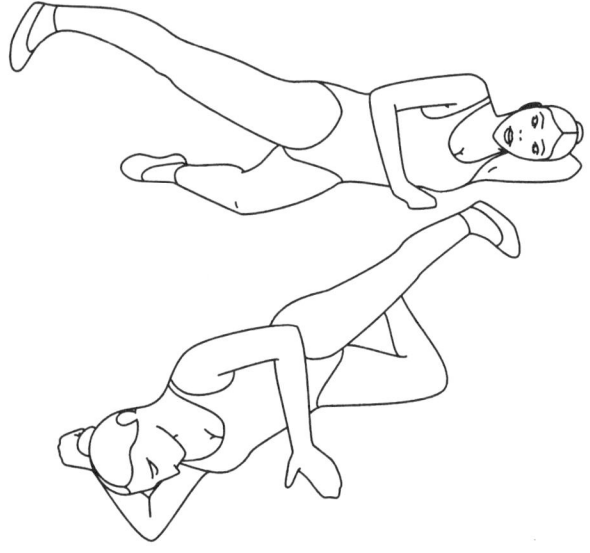

- Atmen Sie auf 2 ein, auf 3 aus.
- Wechseln Sie die Seite.
- Führen Sie auf jeder Seite noch eine Serie durch.

MEIN TIPP

Achten Sie darauf, dass die Fußspitze während der gesamten Übung leicht nach innen zeigt.

Praktische Gymnastik
Erste Übung

Dauer: 1 Minute und 30 Sekunden. Die Übung über den Tag verteilt wiederholen.

- Stützen Sie sich an eine Wand oder eine Tür, und heben Sie das gestreckte Bein an. Der Fuß ist dabei leicht nach innen gedreht.

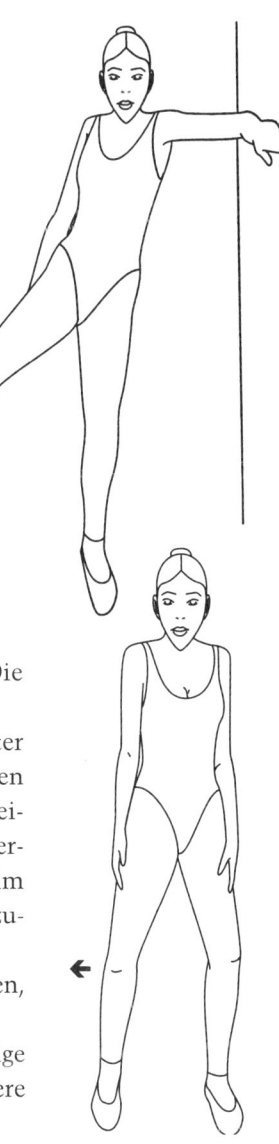

- Führen Sie mit mittlerer Geschwindigkeit 20 bis 30 nicht zu große Bewegungen durch, ohne den Fuß am Boden abzusetzen.
- Atmen Sie auf 2 ein und auf 3 aus.
- Machen Sie die Übung dann mit dem anderen Bein.

✦ MEIN TIPP

Wenn Sie die Wirkung der Übung noch verstärken wollen, stellen Sie sich so weit wie möglich von der Wand entfernt.

Zweite Übung

Dauer: 1 Minute und 30 Sekunden. Die Übung über den Tag verteilt wiederholen.

- Lehnen Sie sich seitlich mit der Schulter gegen eine Wand oder irgendeinen anderen Widerstand (Stange in Bus oder U-Bahn beispielsweise), und versuchen Sie mit Oberschenkel und Knie den Widerstand beim Ausatmen 4 bis 6 Sekunden lang wegzudrücken.
- Lösen Sie die Spannung beim Einatmen, und stellen Sie den Fuß wieder fest auf.
- Führen Sie diese Bewegung 8-mal in Folge durch, und nehmen Sie dann das andere Bein.

205

🖐 **MEIN TIPP**

Sie können diese Übung auch im Sitzen machen und mit der rechten Brust, Oberschenkel und Knie gegen einen Widerstand (Autotür, Tischbein) drücken.

Übungen für die Knie

Mit diesen Übungen wird der Quadrizeps trainiert. Die Innenseite der Knie ist eine der Lieblingsstellen der Cellulitis. Um ihr entgegenzuwirken, finden Sie im Folgenden zwei wirksame Übungen, die Sie auch in der Skigymnastik anwenden können.

Aufwach-Gymnastik
Übung

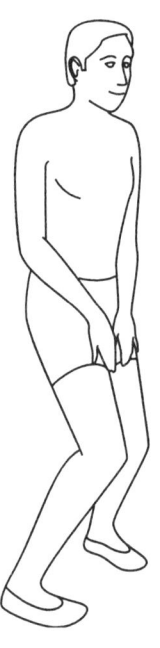

Dauer: 3 Minuten.
- Stellen Sie sich fest auf beide Füße, die nach innen gedreht sind.
- Beugen Sie die Knie, und behalten Sie diese Stellung so lange wie möglich bei.
- Atmen Sie tief während dieser Übung.
- Richten Sie sich beim Ausatmen langsam wieder auf.

🖐 **MEINE TIPPS**

- Wenn Sie Rückenprobleme haben, lehnen Sie sich bei dieser Übung mit dem Rücken gegen eine Wand.
- Um die Übung so wirksam wie möglich zu machen, beugen Sie die Knie so tief wie möglich.

Achtung: Diese Übung auf keinen Fall machen, wenn Sie Probleme mit den Knien haben (Arthrose, Verstauchung, empfindlicher Meniskus).

Praktische Gymnastik
Übung

Dauer: 3 Minuten. Die Übung über den Tag verteilt wiederholen.

- Setzen Sie sich mit geradem Rücken hin, stellen einen Fuß fest auf, und strecken Sie das andere Bein vor sich.
- Drehen Sie den Fuß nach innen.
- Halten Sie diese Stellung so lange wie möglich, so lange bis Sie ein Zittern im Bein spüren.

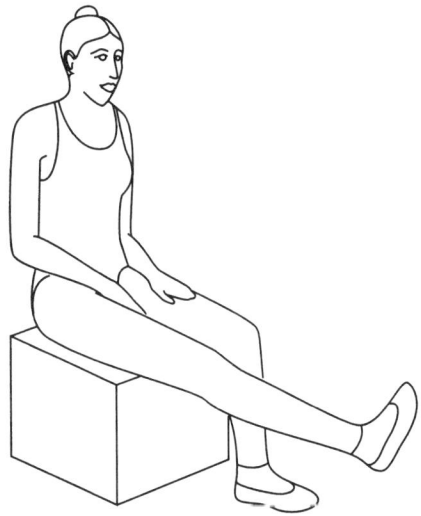

- Setzen Sie das Bein langsam wieder ab.
- Wechseln Sie das Bein.
- Atmen Sie während der ganzen Übung kräftig.

207

Übungen für die Waden

Mit diesen Übungen werden die Muskeln des Unterschenkels trainiert. Sie träumen von langen, feinen, schlanken Beinen, und Sie mögen Ihre rundlichen Waden nicht. Seien Sie versichert, Sie können die Rundung verringern.

MEIN TIPP

Tragen Sie flache Absätze. Damit die Wadenmuskeln weniger werden, sollten Sie weder Radfahren noch Joggen. Vermeiden Sie auch das Treppensteigen. Machen Sie stattdessen Dehnübungen.

Aufwach-Gymnastik
Übung
Dauer: 3 Minuten.
- Sitzen Sie mit gestreckten Beinen, und legen Sie die linke Hand aufs rechte Knie und umgekehrt. Umfassen Sie dann mit den Händen Ihre Zehen.
- Ziehen Sie Ihre Zehen 12 Sekunden lang auf sich zu, und achten Sie dabei darauf, dass die Beine gut gestreckt sind.

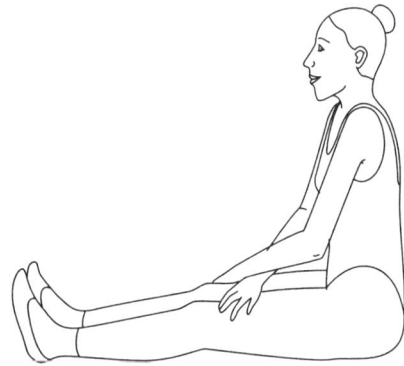

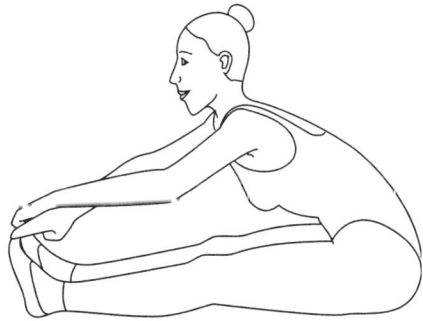

- Vergessen Sie während der Übung das Atmen nicht – ideal ist es, während der 12 Sekunden Spannung auszuatmen.
- Wiederholen Sie die Übung 4- bis 5-mal.

MEINE TIPPS

- Wenn Sie Ihre Zehen nicht erreichen, lassen Sie die Hände auf den Schienbeinen soweit wie möglich nach unten gleiten, während Sie die Fußspitzen auf sich zu biegen.
- Vermeiden Sie gewaltsame Bewegungen, bringen Sie sich langsam und sanft in diese Stellung extremer Dehnung.
- Wenn Sie mit Ihren Waden nicht zufrieden sind, weil sie zu dünn sind, sollten Sie hohe Absätze tragen und sie durch die nachfolgende Übung formen.

Praktische Gymnastik
Übung

Dauer: 3 Minuten. Die Übung über den Tag verteilt wiederholen.

- Stellen Sie sich aufgestützt hin, und heben Sie das Spielbein an.
- Stellen Sie sich mit dem anderen Fuß auf Zehenspitzen, das Knie bleibt durchgestreckt.

- Bleiben Sie beim Ausatmen 4 bis 6 Sekunden in dieser Stellung.
- Gehen Sie beim Ausatmen in die Ausgangsstellung zurück.
- Führen Sie diese Übung 10-mal in Folge durch, wechseln Sie dann das Bein.

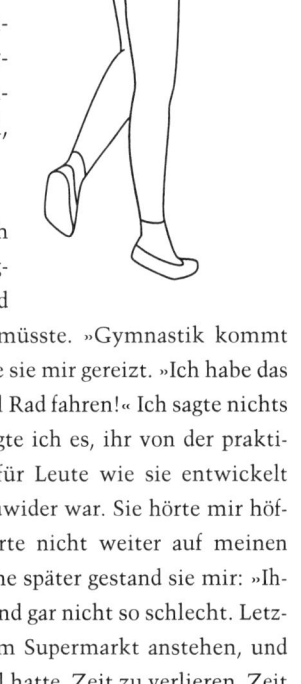

Sie halten durch!

Sie bezweifeln, dass Sie dieses Gymnastikprogramm zum Schlankwerden durchhalten? Sie haben Unrecht. Hier finden Sie ein Beispiel, das Ihnen Mut geben wird:

Fallbeispiel: Christine V. suchte mich wegen Lendenschmerzen auf. Ich sagte ihr, dass ihre Bauchmuskeln schuld seien und dass sie diese trainieren müsste. »Gymnastik kommt überhaupt nicht in Frage«, antwortete sie mir gereizt. »Ich habe das immer gehasst, ich kann nicht einmal Rad fahren!« Ich sagte nichts mehr, dann beim dritten Besuch wagte ich es, ihr von der praktischen Gymnastik zu erzählen, die für Leute wie sie entwickelt wurde, denen jedes bisschen Sport zuwider war. Sie hörte mir höflich, aber ungeduldig zu. Ich beharrte nicht weiter auf meinen Überzeugungsversuchen. Drei Besuche später gestand sie mir: »Ihre praktischen Gymnastikübungen sind gar nicht so schlecht. Letzte Woche musste ich an der Kasse im Supermarkt anstehen, und ich wurde nervös, weil ich das Gefühl hatte, Zeit zu verlieren. Zeit zu verlieren? Und, wenn ich doch einmal ganz diskret die Gymnastikbewegungen ausprobieren würde? Jetzt mache ich die Übungen, die Sie mir gezeigt haben, wann immer ich einen untätigen Moment habe.«

Anfangs müssen Sie sich zwingen. Beschließen Sie beispielsweise, Ihre praktischen Gymnastikübungen im Aufzug oder im Bus, vielleicht auch in der Cafeteria oder beim Kochen oder etwa beim Zähneputzen zu machen. Jeder von Ihnen findet den geeignetsten Moment.

Schon bald werden Sie nicht mehr auf die Übungen verzichten mögen, und Sie werden sie durchführen, ohne auch nur daran zu denken.

Wenn Sie erst einmal das Ziel erreicht haben, brauchen Sie die Übungen nur noch zwei- oder dreimal pro Woche zu machen.

Während Sie auf Ergebnisse warten, vergessen Sie nicht, jeden Tag in Ihr Tagebuch die Übungen zu notieren, die Sie ausgeführt haben.

12 Ihr Tagebuch:
Ihre Betreuung im Alltag

Dieses Tagebuch Ihres Schlankheitsprogrammes wird Ihnen helfen, die Methode zu verfolgen, die Sie auf den vorhergehenden Seiten kennen gelernt haben. Das ist die siebte und letzte Strategie.

Man ändert seine Gewohnheiten nicht so leicht, vor allem wenn sie schlecht sind. Man hört nicht von einem Tag zum anderen mit den Knabbereien auf, man vergisst die Gymnastik und man hat Schwierigkeiten, seinen Fitness-Schlaf zu zähmen. Stellen Sie sich langsam darauf ein. Seien Sie nicht zu streng mit sich selbst, lieben Sie sich – ohne sich alles zu erlauben.

Haben Sie keine Schuldgefühle, wenn Sie Ihre Fehler und Ausrutscher in Ihr Tagebuch notieren. Niemand verurteilt sie, niemand hat ein Recht, einen Blick in das Tagebuch zu werfen: Es ist persönlich.

Wie wird das Tagebuch verwendet?

Jeder Tag ist in Querspalten von 19 Stunden unterteilt, von 6 Uhr bis 24 Uhr. Senkrecht ist der Tag in 10 Spalten unterteilt, von denen jede für einen Aspekt der Methode steht, die durch ein Piktogramm angezeigt wird, siehe rechte Seite.

Für die Anwendung der Methode notieren Sie jeden Tag ein OK in die entsprechende Spalte. Wenn Sie beispielsweise um 11 und um 16 Uhr Augen-Yoga betrieben haben, schreiben Sie

 1 keine Knabbereien

 2 ausgewogene Mahlzeit

 3 Tagebuch Ihres Essverhaltens

 4 Augen-Yoga

 5 Atmung

 6 dynamische Meditation

 7 Visualisierung

 8 Gesetz der Nacht

 9 Aufwach-Gymnastik

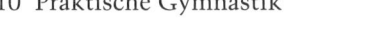 10 Praktische Gymnastik

bei diesen Zeiten OK in die dazugehörige Spalte. Machen Sie ein Ausrufzeichen (!) in die entsprechende Spalte, wenn Ihnen Fehler unterlaufen sind. Haben Sie beispielsweise um 11 Uhr ein Croissant verzehrt, ist ein Ausrufezeichen fällig. Wenn Sie der Versuchung widerstanden haben, notieren Sie OK.

Wie lange sollen Sie das Tagebuch führen?

Führen Sie das Tagebuch wenigstens drei Wochen lang täglich. Ich empfehle Ihnen sogar, es noch länger zu führen, wenn Sie Ihr Schlankheitsprogramm fortsetzen oder Ihnen die Methode noch nicht ganz geläufig ist.

Wie wird das Tagebuch ausgewertet?

Das Tagebuch ist ein Spiegel Ihres Verhaltens. Es zeigt Ihnen auf einen Blick Ihre Fortschritte, Ihre Fehler, Ihre Stärken und Ihre Schwächen, zum Beispiel:

• Sie vergessen die Gymnastik.
• Sie knabbern.
• Sie vergessen die Alpha-Pausen.

Bilanzieren

Ziehen Sie am Ende jeden Tages Bilanz, mit Smiley, Ihrem guten Freund: Notieren Sie unter »Pluspunkte« alle Teile der Methode, mit denen Sie zurecht gekommen sind, und unter »Minuspunkte« all das, was Ihnen noch nicht gelungen ist. Wenn Sie beispielsweise um 11 und um 16 Uhr Augen-Yoga gemacht haben, schreiben Sie Augen-Yoga OK unter »Pluspunkte«, dort wo Smiley strahlt. Und wenn Sie um 11 Uhr ein Croissant verspeist haben, schreiben Sie unter »Minuspunkte« Knabberei, dort, wo Smiley schmollt. So können Sie überlegen, wo Verbesserungen anzubringen sind. Zögern Sie nicht, Ihre Bemerkungen und Entschlüsse einzutragen. Zum Beispiel: Morgen darf ich die Gymnastik nicht vergessen.

Sie haben Schwierigkeiten?

Keine Sorge, das ist normal. Man verändert seine alten Gewohnheiten, die über Jahre eingerissen sind, nicht in ein paar Tagen. Setzen Sie sich vernünftige Ziele: Entschließen Sie sich etwa, eine Woche lang den Alpha-Pausen Vorrang einzuräumen. Wenn Sie sich erst einmal mental darauf eingestellt haben, zu diesen Zuflucht zu nehmen, können Sie zu einem anderen Aspekt der Methode übergehen.

Einige Tage Aufmerksamkeit für ein Leben in Schlankheit: Das Ziel sollte den Einsatz wert sein, nicht wahr?

Tagebuch für drei Wochen

MONTAG   *Ihr Gewicht: _____ kg*

6 Uhr										
7 Uhr										
8 Uhr										
9 Uhr										
10 Uhr										
11 Uhr										
12 Uhr										
13 Uhr										
14 Uhr										
15 Uhr										
16 Uhr										
17 Uhr										
18 Uhr										
19 Uhr										
20 Uhr										
21 Uhr										
22 Uhr										
23 Uhr										
24 Uhr										

☺ Pluspunkte: _____   ☹ Minuspunkte: _____

DIENSTAG *Ihr Gewicht: _____ kg*

6 Uhr										
7 Uhr										
8 Uhr										
9 Uhr										
10 Uhr										
11 Uhr										
12 Uhr										
13 Uhr										
14 Uhr										
15 Uhr										
16 Uhr										
17 Uhr										
18 Uhr										
19 Uhr										
20 Uhr										
21 Uhr										
22 Uhr										
23 Uhr										
24 Uhr										

☺ Pluspunkte: _____   ☹ Minuspunkte: _____

MITTWOCH   *Ihr Gewicht:* _____ *kg*

6 Uhr										
7 Uhr										
8 Uhr										
9 Uhr										
10 Uhr										
11 Uhr										
12 Uhr										
13 Uhr										
14 Uhr										
15 Uhr										
16 Uhr										
17 Uhr										
18 Uhr										
19 Uhr										
20 Uhr										
21 Uhr										
22 Uhr										
23 Uhr										
24 Uhr										

☺ Pluspunkte: ☹ Minuspunkte: _____

DONNERSTAG   *Ihr Gewicht: _____ kg*

6 Uhr										
7 Uhr										
8 Uhr										
9 Uhr										
10 Uhr										
11 Uhr										
12 Uhr										
13 Uhr										
14 Uhr										
15 Uhr										
16 Uhr										
17 Uhr										
18 Uhr										
19 Uhr										
20 Uhr										
21 Uhr										
22 Uhr										
23 Uhr										
24 Uhr										

☺ Pluspunkte: _____   ☹ Minuspunkte: _____

FREITAG   *Ihr Gewicht: _____ kg*

6 Uhr										
7 Uhr										
8 Uhr										
9 Uhr										
10 Uhr										
11 Uhr										
12 Uhr										
13 Uhr										
14 Uhr										
15 Uhr										
16 Uhr										
17 Uhr										
18 Uhr										
19 Uhr										
20 Uhr										
21 Uhr										
22 Uhr										
23 Uhr										
24 Uhr										

☺ Pluspunkte: _____   ☹ Minuspunkte:

SAMSTAG

Ihr Gewicht: _____ kg

6 Uhr										
7 Uhr										
8 Uhr										
9 Uhr										
10 Uhr										
11 Uhr										
12 Uhr										
13 Uhr										
14 Uhr										
15 Uhr										
16 Uhr										
17 Uhr										
18 Uhr										
19 Uhr										
20 Uhr										
21 Uhr										
22 Uhr										
23 Uhr										
24 Uhr										

☺ Pluspunkte: _____   ☹ Minuspunkte: _____

SONNTAG *Ihr Gewicht: _____ kg*

6 Uhr									
7 Uhr									
8 Uhr									
9 Uhr									
10 Uhr									
11 Uhr									
12 Uhr									
13 Uhr									
14 Uhr									
15 Uhr									
16 Uhr									
17 Uhr									
18 Uhr									
19 Uhr									
20 Uhr									
21 Uhr									
22 Uhr									
23 Uhr									
24 Uhr									

☺ Pluspunkte: _____   ☹ Minuspunkte: _____

MONTAG *Ihr Gewicht:* _____ kg

6 Uhr										
7 Uhr										
8 Uhr										
9 Uhr										
10 Uhr										
11 Uhr										
12 Uhr										
13 Uhr										
14 Uhr										
15 Uhr										
16 Uhr										
17 Uhr										
18 Uhr										
19 Uhr										
20 Uhr										
21 Uhr										
22 Uhr										
23 Uhr										
24 Uhr										

☺ Pluspunkte: _____   ☹ Minuspunkte: _____

DIENSTAG   *Ihr Gewicht:* _____ *kg*

6 Uhr										
7 Uhr										
8 Uhr										
9 Uhr										
10 Uhr										
11 Uhr										
12 Uhr										
13 Uhr										
14 Uhr										
15 Uhr										
16 Uhr										
17 Uhr										
18 Uhr										
19 Uhr										
20 Uhr										
21 Uhr										
22 Uhr										
23 Uhr										
24 Uhr										

☺ Pluspunkte: _____   ☹ Minuspunkte: _____

MITTWOCH   *Ihr Gewicht:* _____ *kg*

6 Uhr										
7 Uhr										
8 Uhr										
9 Uhr										
10 Uhr										
11 Uhr										
12 Uhr										
13 Uhr										
14 Uhr										
15 Uhr										
16 Uhr										
17 Uhr										
18 Uhr										
19 Uhr										
20 Uhr										
21 Uhr										
22 Uhr										
23 Uhr										
24 Uhr										

☺ Pluspunkte: _____   ☹ Minuspunkte: _____

DONNERSTAG

Ihr Gewicht: _____ kg

6 Uhr										
7 Uhr										
8 Uhr										
9 Uhr										
10 Uhr										
11 Uhr										
12 Uhr										
13 Uhr										
14 Uhr										
15 Uhr										
16 Uhr										
17 Uhr										
18 Uhr										
19 Uhr										
20 Uhr										
21 Uhr										
22 Uhr										
23 Uhr										
24 Uhr										

☺ Pluspunkte: _____   ☹ Minuspunkte: _____

FREITAG   *Ihr Gewicht:* _____ *kg*

6 Uhr										
7 Uhr										
8 Uhr										
9 Uhr										
10 Uhr										
11 Uhr										
12 Uhr										
13 Uhr										
14 Uhr										
15 Uhr										
16 Uhr										
17 Uhr										
18 Uhr										
19 Uhr										
20 Uhr										
21 Uhr										
22 Uhr										
23 Uhr										
24 Uhr										

☺ Pluspunkte: _____   ☹ Minuspunkte: _____

SAMSTAG   *Ihr Gewicht:* _____ *kg*

6 Uhr										
7 Uhr										
8 Uhr										
9 Uhr										
10 Uhr										
11 Uhr										
12 Uhr										
13 Uhr										
14 Uhr										
15 Uhr										
16 Uhr										
17 Uhr										
18 Uhr										
19 Uhr										
20 Uhr										
21 Uhr										
22 Uhr										
23 Uhr										
24 Uhr										

☺ Pluspunkte: _____   ☹ Minuspunkte: _____

SONNTAG   *Ihr Gewicht:* _____ *kg*

6 Uhr										
7 Uhr										
8 Uhr										
9 Uhr										
10 Uhr										
11 Uhr										
12 Uhr										
13 Uhr										
14 Uhr										
15 Uhr										
16 Uhr										
17 Uhr										
18 Uhr										
19 Uhr										
20 Uhr										
21 Uhr										
22 Uhr										
23 Uhr										
24 Uhr										

☺ Pluspunkte: _____   ☹ Minuspunkte: _____

MONTAG

Ihr Gewicht: _____ kg

6 Uhr										
7 Uhr										
8 Uhr										
9 Uhr										
10 Uhr										
11 Uhr										
12 Uhr										
13 Uhr										
14 Uhr										
15 Uhr										
16 Uhr										
17 Uhr										
18 Uhr										
19 Uhr										
20 Uhr										
21 Uhr										
22 Uhr										
23 Uhr										
24 Uhr										

☺ Pluspunkte: _____   ☹ Minuspunkte: _____

DIENSTAG   *Ihr Gewicht:* _____ *kg*

6 Uhr									
7 Uhr									
8 Uhr									
9 Uhr									
10 Uhr									
11 Uhr									
12 Uhr									
13 Uhr									
14 Uhr									
15 Uhr									
16 Uhr									
17 Uhr									
18 Uhr									
19 Uhr									
20 Uhr									
21 Uhr									
22 Uhr									
23 Uhr									
24 Uhr									

☺ Pluspunkte: _____   ☹ Minuspunkte: _____

MITTWOCH   *Ihr Gewicht: _____ kg*

6 Uhr										
7 Uhr										
8 Uhr										
9 Uhr										
10 Uhr										
11 Uhr										
12 Uhr										
13 Uhr										
14 Uhr										
15 Uhr										
16 Uhr										
17 Uhr										
18 Uhr										
19 Uhr										
20 Uhr										
21 Uhr										
22 Uhr										
23 Uhr										
24 Uhr										

☺ Pluspunkte: _____   ☹ Minuspunkte: _____

DONNERSTAG   *Ihr Gewicht: _____ kg*

6 Uhr										
7 Uhr										
8 Uhr										
9 Uhr										
10 Uhr										
11 Uhr										
12 Uhr										
13 Uhr										
14 Uhr										
15 Uhr										
16 Uhr										
17 Uhr										
18 Uhr										
19 Uhr										
20 Uhr										
21 Uhr										
22 Uhr										
23 Uhr										
24 Uhr										

☺ Pluspunkte: _____   ☹ Minuspunkte: _____

FREITAG *Ihr Gewicht: _____ kg*

6 Uhr									
7 Uhr									
8 Uhr									
9 Uhr									
10 Uhr									
11 Uhr									
12 Uhr									
13 Uhr									
14 Uhr									
15 Uhr									
16 Uhr									
17 Uhr									
18 Uhr									
19 Uhr									
20 Uhr									
21 Uhr									
22 Uhr									
23 Uhr									
24 Uhr									

☺ Pluspunkte: _____   ☹ Minuspunkte: _____

SAMSTAG   *Ihr Gewicht:* _____ *kg*

6 Uhr										
7 Uhr										
8 Uhr										
9 Uhr										
10 Uhr										
11 Uhr										
12 Uhr										
13 Uhr										
14 Uhr										
15 Uhr										
16 Uhr										
17 Uhr										
18 Uhr										
19 Uhr										
20 Uhr										
21 Uhr										
22 Uhr										
23 Uhr										
24 Uhr										

☺ Pluspunkte: _____   ☹ Minuspunkte: _____

SONNTAG   *Ihr Gewicht: _____ kg*

6 Uhr										
7 Uhr										
8 Uhr										
9 Uhr										
10 Uhr										
11 Uhr										
12 Uhr										
13 Uhr										
14 Uhr										
15 Uhr										
16 Uhr										
17 Uhr										
18 Uhr										
19 Uhr										
20 Uhr										
21 Uhr										
22 Uhr										
23 Uhr										
24 Uhr										

☺ Pluspunkte: _____   ☹ Minuspunkte: _____

Zum Schluss

>>Jeder Mensch, alle Ereignisse deines Lebens
sind da, weil du sie angezogen hast.<<
Richard Bach

>>Alles kann geschehen, alles geschieht.<<
Christophe Giacon, Neuilly-sur-Seine

Alles kann geschehen, alles geschieht. Man muss es nur wollen. Lassen Sie sich vom Leben nicht Ihre Illusionen rauben.

Im Gegensatz zu den Erwachsenen sind Kinder öfter im Alpha- als im Beta-Rhythmus. Und für sie gibt es keine Grenzen, es gibt nur Horizonte. Sie kennen keine Einschränkungen, sie wissen nichts davon.

Der Alpha-Zustand, der Erwachsenen so sehr fehlt, bedeutet, alles ohne Erstaunen zu empfangen, sich zu wundern, ohne besonders darauf zu warten, die Spontaneität des Augenblicks nicht durch ein Urteil oder Zensur zu zerbrechen. Er bedeutet, die Gedanken frei schweifen zu lassen, ohne Blockierung und ohne Einschränkung.

Jene, denen in ihrem Leben große Dinge gelingen, sind ein wenig wie Kinder. Ganz sicher befinden sie sich öfter im Alpha-Zustand als andere. Sie haben sicher auch schon gehört, was man von Leuten sagt, die schier Unglaubliches vollbracht haben: >>Er hat das geschafft, weil er nicht wusste, dass es unmöglich ist.<< In Ihrem Fall heißt das, sich in den Alpha-Zustand zu versetzen und ohne die Beschränkung jener störenden Kilos zu leben.

Und nun sind Sie dran, und Sie müssen an diese Aussage glauben und Ihr eigenes Inneres auf den Erfolg programmieren.

Es gibt kein Risiko. Was man ausstrahlt, was man hervorruft, ist das Spiegelbild dessen, was in einem lebt. Der Körper nimmt die Form seiner Gedanken an, und die Situationen, denen wir gegenüberstehen, nehmen die Form an, wie wir sie in unserem Inneren leben.

Wenn Sie sich mutlos und ohne Orientierung fühlen, etwa so, als ob Sie in den riesigen Wäldern Kanadas wären und den Weg heraus nicht wüssten, soll dieses Buch Ihnen beim Herausfinden helfen. Ich hoffe, dass es Ihnen die Tore zur Gesundheit und zum absoluten Wohlbefinden öffnet. Visualisieren Sie also voller Vertrauen Ihr Schlankwerden, und schlafen Sie ruhig.

Register